文庫

錯覚する脳

「おいしい」も「痛い」も幻想だった

前野隆司

筑摩書房

目次

カバー・本文イラスト　間宮研二

錯覚する脳——「おいしい」も「痛い」も幻想だった

文庫版まえがき

本書のタイトルは「錯覚する脳」である。

といっても、「錯視図形」や「逃げ水」や「幻聴」のような、知覚上の錯覚について述べたものではない。いや、それらも含むが、そもそも「色」や「音」や「痛み」や「表象」や「自由意志」や「幸福」、そして、「意識すること自体」、「生きていること自体」が、錯覚、幻想、イリュージョンとでも呼ぶべきしろものだということを、科学の常識と私の体験から哲学したのである。

自分で言うのも厚かましいが、とても、衝撃的な本だ。死んだ皮膚の表面に痛みを感じるという衝撃。音が音源の所から聞こえるという衝撃。色という、この物理世界にはないものを人は感じてしまうという衝撃。ねたみや恨みや畏れや優越感や幸福感という、世界のどこにもないものを人は感じてしまうという衝撃。あたりまえに世界に存在すると私たちが思い込んでいる様々なものごとが、簡単で誰もが知っている科学からの演繹によって、実は、錯覚、幻想、イリュージョンとでも呼ばなければ説明のできない事柄なのだとわかった時の衝撃。そんな、かつて私も感じた衝撃を、読者の皆さんにも共有して頂けたならうれしく思う。

エッセイ風の脱線も少なくない。しかし、どれも、感覚、知覚、心、意識全般について考えるためのヒントのつもりで真面目に述べたものであり、無駄なことは書いていないと自負しているので、それぞれのトピックスをかみしめて楽しんでいただければ幸いに思う。

脳神経科学の最新の知見をもとに、錯覚する脳について解明していく。そんな本ではない。むしろ、最先端は置いておいて、もっとありきたりのふつうの事柄から心の謎について考える、町の科学者兼現象学者のつぶやきだと思っていただければまちがいない。

なぜ、そんな本を書いたのか。

一つは、「心の哲学」ブームへの疑いのまなざしだ。

心とは何か。なぜ私たちの意識は存在するのか。どんなメカニズムでできているのか。

死んだらどうなるのか。こんな謎はいつか解明できるのか、できないのか。

こんな人類最大の謎ともいえそうな疑問に今さらのように向き合う「心の哲学」ブームに対抗して、私は、心は所詮、幻想だ、錯覚だ、イリュージョンだ、と言い続けてきた。心は幻想で錯覚でイリュージョンというところからスタートすれば、「心の哲学」など不要で、心への疑問は、すーっと腑に落ちる納得感とともに解消されるはずだ。それに気づかずに問題を難問だと言い続ける「心の哲学」は不毛であるばかりか、人類を無駄に悩ませ続けているのではないか。心は所詮、幻想で錯覚でイリュージョンだということを、現代の人々にもっと分り易く伝えるべきではないのか。

このようなモチベーションが、本書の原動力となっている。


幸いに、といおうか、私の主張が浸透したこともあってか、クオリアは謎か否かに焦点を当てるタイプの心の哲学ブームは一段落し、人々の興味は脳神経科学の様々な知見に移った感がある。しかし、脳神経科学と哲学、思想、宗教、文化、アートをまたいだホリスティック（全体論的）な議論が影を潜め、細かい要素の議論だけが活発化するようだと、それはそれで問題である。本書の文庫化が、脳や心の根本的な議論に微力ながら一石を投じることになれば幸いに思う。

文庫化に当たり、そんな本書を読み返してみた。

我ながら、心はイリュージョンであるということを知覚から表象まで一貫して述べているなあ、と思う反面、一冊の中に科学から思想までいろいろと言いたいことを詰め込んでいて、説明が飛び石のようでわかりにくいところもあるなあ、と思った。

宣伝のようで恐縮だが、本書で飛ばし過ぎたところは以下の本で補完していただければ理解が深まると思うので、僭越ながら紹介しておきたい。

本書の基礎となる受動意識仮説については、『脳はなぜ「心」を作ったのか――「私」の謎を解く受動意識仮説』（ちくま文庫・二〇一〇年・筑摩書房）に詳しく述べている。

科学と哲学と形而上学の関係や、幸福と思想・宗教の関係については、『思考脳力のつくり方――仕事と人生を革新する四つの思考法』（二〇一〇年・角川ｏｎｅテーマ21）に、より体系的に詳しく述べた。

幸福の話や東洋思想と宗教の話など、まだまだ説明不足の点も残されているというべきかも知れないが、その点はご容赦いただきたい。

いずれにせよ、お伝えしたいことは、次の一点である。

すべてはイリュージョンである。

諸行は無常であり、ゆく河の流れはいつももとの水ではない。

科学から哲学すると、自然とそこにたどり着く、切なくも潔い、日本思想の基本である。源流である。

日本人のふるさとである。

プロローグ

この本は、脳と心に関する私の二冊目の本だ。一冊目は、『脳はなぜ「心」を作ったのか――「私」の謎を解く受動意識仮説』(二〇〇四年・筑摩書房)。私たちの「意識」は何ら意思決定を行っているわけではなく、無意識的に決定された結果に追従し、疑似体験し、その結果をエピソード記憶に流し込むための装置に過ぎない、という話だ。おかげさまでこの本は反響を呼び、多くの方に賛同いただけたと思う。私自身、書き終えたときには、脳と心について書きたいことはすべて書いたので、もはや何も書き足すことはないという、やや傲慢な充実感に浸っていた事を思い出す。

しかし、多くの方にお読みいただいた分、ご批判やご意見も少なくなかった。それらは大きく三つに分けられる。

一つ目は、受動意識仮説は目新しい考え方ではなく、宗教や哲学、心理学、認知科学など、いろいろなところで同じような事を言っている人はいるではないか、というものだ。マイペースに一冊目の本を書いたときには他人の考えなど気にしていなかったが、言われていろいろ勉強してみると、確かに、似たようなことを言っている人はたくさんいた。「受動意識仮説」のオリジナリティーについては挫折感を感じた面もあったが、しかし、何千年にわたる人類史上にも、認知科学や哲学の専門家の中にも、私と同じような考えを持つ人々がたくさんおられる事に、大いに勇気づけられた。そこで、この点については三冊目の本にまとめた（『脳の中の「私」はなぜ見つからないのか――ロボティクス研究者が見た脳と心の思想史』技術評論社・二〇〇七年）。釈迦や老荘の時代から現代までの思想や哲学や科学の歴史を、意識の受動性や幻想性という視点から見つめる、おもしろい試みになった。

一冊目の本に対する二つ目のご意見は、「心の哲学」系のご意見だった。心は錯覚だとか幻想だとかいって話を終わった事にするのはおかしいではないか。クオリア（心の質感）の謎は歴然として残っているではないか、というような。

チャーマーズを起点とする「心の哲学」に賛同する方々の主張の主旨は、私にも論理としては理解できる。しかし、私から見ると、心のクオリアという仰々しいものの実在を過信するから迷宮にはまり込んでしまうように思える。

右翼と左翼が相容れないように、彼らの主張と私の考えは相容れない。誤解を恐れずに言うと、身体と独立な心の存在を前提とする「心の哲学」は右寄り、極論すれば何も絶対的なものは存在しないと考える私は左寄り、というとらえ方をすると、両者の立場の違いは理解しやすい。

そんなわけで、反対する者がなんと言おうと、ガリレオの「それでも地球は回る」じゃないが、私は、「それでも心は幻想だ」なのだ。

このため、二つ目のご意見に対して考えを述べるために本書を書くことにした。つまり、心は幻想だ、ということを五感や自己意識に分けて詳しく検討することが本書の目的だ。

といっても、さほど特別なことを述べるつもりはなく、普通に科学的な思考を進めていく人ならば、誰しもが自然に到達する結論を述べるに過ぎないと言ってもいい。トンデモ本でも何でもなくて、普通の科学的な考え方により、心は幻想だと考えざるを得ないということを導く、一般の方向けの本だと思っていただければ間違いない。

脳と心の哲学に詳しい一部の方からは、一冊目の本に対し、単なるコネクショニスト（神経回路網の接続により心が作られると考える者）の主張だ、というご批判もいただいた。そのように批判されても、そうなのだからしかたない。私はエンジニアリングに携わるものであり、コネクショニストの中でも左よりの消去主義者に近い立場なので、その点はご了解の上、お読みいただければ幸いである。

なお、三つ目のご意見は、不滅の霊魂を信じるスピリチュアルな立場からの反論だった。ただし、本書では、スピリチュアルな立場ははじめから排除している。科学的に考えてありえなさそうだと考えるからだ。これも前提なのでご理解いただきたい。なぜ私がスピリチュアルな立場はありえなさそうだと考えるかということについては、三冊目の本をご参照いただきたい。

第1章では、意識はイリュージョン（幻想）に過ぎないのか、あるいは心の哲学者が言うように大きな謎なのか、ということについて述べる。第2章では、私たちが世界を知る手段であるように考えられる五感は、むしろ世界を作り出していると考えるべきだということを述べる。第3章では、五感以外の意識について述べる。まず、五感を遮断したときに心がどうなるのかを調べる感覚遮断タンクの体験について述べる。また、瞑想の境地や悟りの境地について述べる。最後に、真善美や愛や幸福もイリュージョンと考えられることについても述べる。

一冊目の本で説明不足だった点を補うので、続編としてお読みいただけると思う。ただし、一部、重要な点は繰り返しにならざるを得ないので、その点はご容赦いただきたい。

もちろん、完結した一冊の本になるように心がけたので、前著を読んでいないけれども本書を手にとって下さった、という方にも大いに楽しんでいただけると思う。

できれば、いろいろな方が、読み終えた後で、確かに心ははかない幻想だなあ、でも、それって単にむなしいだけの絶望感とは違い、すばらしく幸せな考え方なんだなあ、と実感してくださるならば幸いである。

前野　隆司

二〇〇七年春

第1章

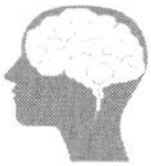

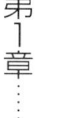

意識はイリュージョンである

（1）意識とは何か

心とは何か

私たち人間が人間であるゆえんは何だろうか。

それは、心を持っていることではないだろうか。二本の足で歩くことや、道具を使うこともちろん重要だが、心はそれら以上に人間らしい機能ではないだろうか。

西洋的な世界観では、人間だけが心を持っていると考えられる。神が、神に似せて人間の心を作ったと考えるのだ。もちろん、現代の多様な世界においては、西洋人が皆そう考えているとは思えないが、本来的にはそのような人間中心主義が基本だと言ってよいだろう。

一方、多くの現代日本人にとっては、人間の心は、神が作ったものではなく、進化によって作り出された結果として、たまたま生まれてきた私たちに自然に備わったもの、と感じられるかもしれない。また、動物も心を持つ、と思えるかもしれない。

いずれにせよ――宗教を信じるにしろ、信じないにしろ、動物が心を持つにせよ、持たないにせよ――私たち人間が備えている心というものが、脳や身体とどういう関係にあるのか、また、もしかして死後もこの魂はずっと生きながらえるものなのか、ということは、人にとって根源的な問いだ。

もちろん、日常的には、日々の楽しみや考え事の方が現実的な最優先課題だから、人は、普通、こんなことを考え続けるようなことをしない。しかし、日々の生活とは心が生き生きと動いているということだから、そのこと自体に思いをはせてみると、疑問は、やはり、根源的には心の問題に突き当たらざるを得ない。

私は、幼いころから、できることならばこの私というもの（霊魂としての私）が不滅の存在であってほしいと思っていた。しかし、残念ながら最近はどうしてもそうは思えない。

今の私は、私たち人間は虫けらと同じ単なる生物に過ぎないと思う。この豊かな感受性と豊かな心の質感を持つ私たちの心というものさえも、虫けらの脳にちょっと付け加えられた機能に過ぎないと思っている。

前著『脳はなぜ「心」を作ったのか――「私」の謎を解く受動意識仮説』では、心の中でも「意識」にフォーカスをあてた。心の中でも最も根源的で、かつまだわかっていないものだと思うからだ。

ここで「意識」という単語を定義しておこう。私たちが「意識」というとき、主に二つの定義がある。

一つは覚醒、という意味だ。意識があるかないか、起きているか否か、というときに使う。

ここで注目するのは、もう一つの定義だ。すなわち、リンゴに意識をむける、とか、彼女を意識する、というときの意識だ。

現実に目の前に存在するリンゴに注意を向けるときの意識と、頭の中で彼女のことを考えてどきどきするときの意識は別ではないか、と思われるかもしれない。確かに、前者は感覚知覚に関連する意識、後者は心の中で思考するときにどこに注意を向けるかという意識であり、一般には区別される。しかし、見方によっては両者は大差ないと思う。

つまり、注意を向ける対象が、身体の外にあるか、脳の記憶の中の彼女にあるか、という違いがあるだけで、意識がそこにフォーカスをあて注目しているという点では同じようなものだと言える。内面と外面に着目するのではなく、自分の意識そのものからの視点に立つと、リアリティーの感じ方は異なるものの、そこに現れ出ているもの、という意味では同じカテゴリーに属するという見方をすることができる。

図1に概念図を描いた。外界の様子を知覚して意識する場合（外部ループ）と、記憶を読み出して意識する場合（内部ループ）は、意識から見ると、ループが外界を経由するか、記憶を経由するかが違うだけだ。情報処理経路の構造を見ると、どちらも意識か

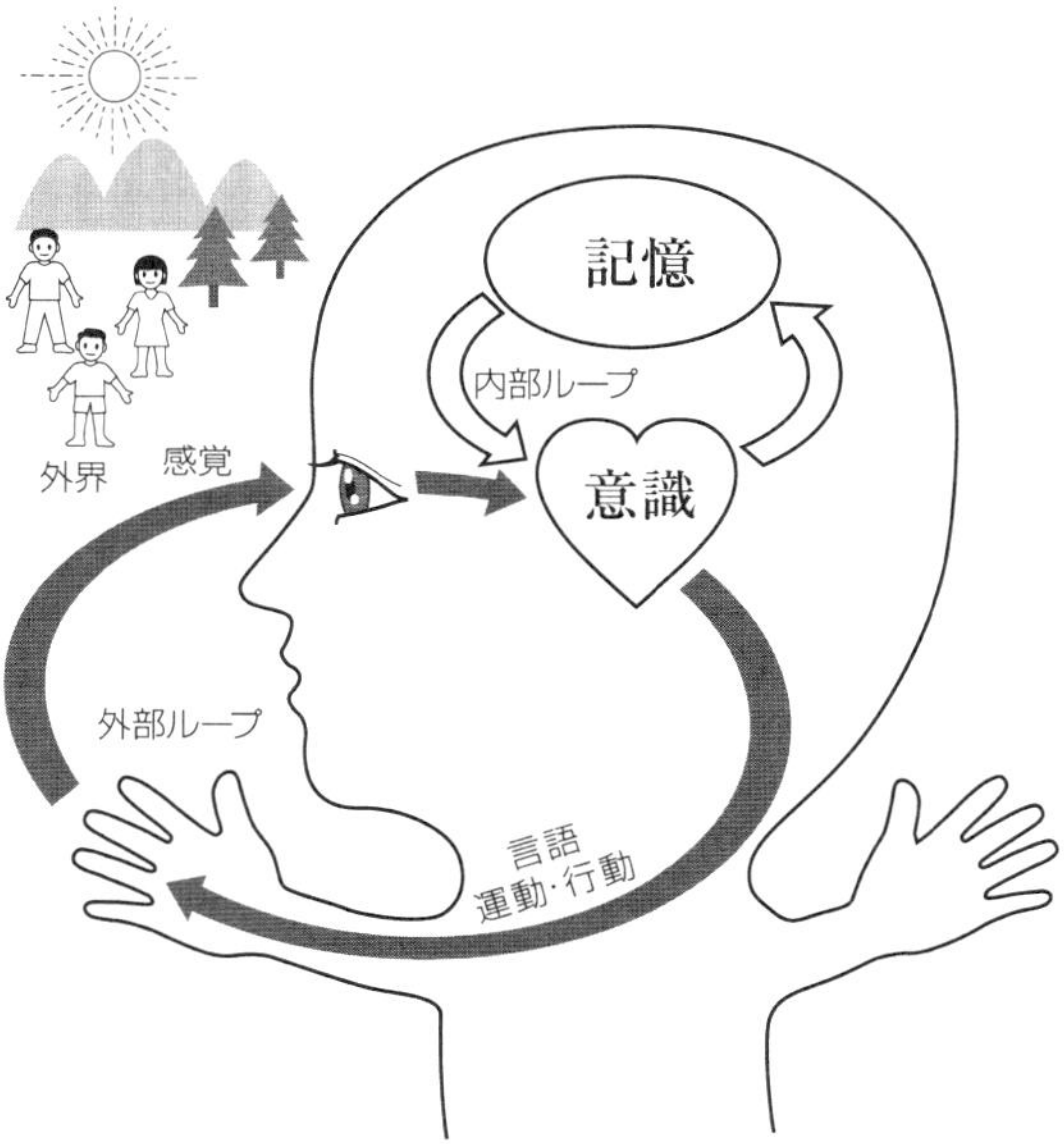

図１　意識から見ると、外界も記憶も同じようなもの

ら矢印が出て行って戻ってくるという意味では同じなのだ。

意識は幻想か錯覚か

話を戻そう。

端的に言うと、意識とは、あたかも心というものがリアルに存在するかのように脳が私たちに思わせている、「幻想」または「錯覚」のようなものでしかないと、私は思う。とても絶望的な気分になる方もおられるかもしれないし、そんなことは当たり前だ、前からそうだと思っていた、とおっしゃる方もおられると思う。一方、これだけの説明では説明不足なので理解できないし受け入れられない、とお感じの方もおられると思う。が、私が本書で述べたい主題はこのことに他ならない。私たちの心は、所詮ははかない「幻想」に過ぎない。

不用意に「幻想」、「錯覚」という言葉を使ったが、両者についてもう少し考えてみよう。

幻想と錯覚とは似た言葉だが、少し違う。

「幻想」とは、現実にはないことを、あたかもあるかのように感じることだ。

しかし、「意識は幻想のようなものだ」と言ってしまうと、意識は現実にはないことになってしまう。それは直感的に受け入れがたいかも知れない。蜃気楼のように近づくと消えてしまう幻想と違って、意識は私たちが生きて起きているときには確実に存在していて、揺らいだり薄れたりすることはない。立ちくらんだり飲みすぎたりしたときのように、健康でない場合を除いては。

デカルトは言った。『我思う、ゆえに我あり』と。つまり、いまこうして思索している私というものは、現に今ここで思索している以上、存在しているとしか考えようがないではないか、と。

しかし、寝ているときには意識はないし、死んでしまった後にもない（霊魂の存在を信じないならば）。したがって、長いタイムスパンで考えてみれば、意識は幻想のようなものだと言ってしまってもいいように思える。意識は、蜃気楼のように数分後になくなってしまうのではないけれども、百年後には（死んでしまった後には）なくなってしまうのだから。

一方、「錯覚」とは、知覚が客観的性質と一致しない現象だ。何かを知覚した内容が意識されるわけだから、知覚自体を意識する作用をもってきて、それは錯覚だ、という言い方は奇妙ではある。いわば、哺乳類というものが含まれる動物というカテゴリーを持ち出してきて、動物は哺乳類のようだ、と言っているようなものだ。したがって、意識は錯覚のようなものだ、という言い方は理解しにくい。

それでも、私は、意識は幻想または錯覚のようなものだと思っている。あるように見えるけれども近づくとなくなるようで、しかし、ないと言い切ってしまうほどでもないような。

このような状態を表現するために、前著でも、「意識は錯覚だ」と述べた。

しかし、ややわかりにくい。

英語にイリュージョン（illusion）という単語がある。辞書で引くと、幻影、幻想、錯覚、思い違い、とある。幻想と錯覚とをまぜたような意味だ。

これはなかなか都合のいい単語だ。そこで、本書では、これから、幻想あるいは錯覚のような場合、イリュージョンだ、ということにしよう。

つまり、本書は、「意識はイリュージョンのようなものだ」ということを述べるためのものだ、ということになる。したがって、読んでいただいた後で、意識とは、巧妙にできてはいるけれども、確かにイリュージョンのようなものだなあ、と感じていただければ幸いに思う。

さて、本題に入る前に、もう少し、言葉の定義をしておこう。

機能的意識と現象的意識

先ほど「意識」の定義を述べたが、機能としての意識と現象的な意識の違いについても述べておく必要がある。哲学者、特に、意識の問題について考える「心の哲学者」は、機能としての意識と現象的な意識を厳密に区別するし、これが業界の標準になっているからだ。

機能主義という立場がある。現象の間の関係と機能とに焦点を合わせるべきであり、そのダイナミックな流動の過程こそ、学術研究の対象となるべきだ、という考え方だ（山崎正一・市川浩編『現代哲学事典』講談社現代新書・一九七〇年）。

したがって、機能としての意識とは、「脳の中の意識というモジュールは、ある現象に注目し、その結果を脳の中に表示する機能である」と説明するときのように、第三者的に意識について論じる場合の定義を表す。

このとき、意識は情報として表される。

一般用語としての情報には、できごと、指令、知識など、いろいろな意味があるが、情報工学で言うところの情報は、どのような形からどのような形へと変換されるのかが明確で、定量的に計測できるような概念のことだ。したがって、機能的な意識とは、定量的な何らかの量として表せるものでなければならない。実際、将来的には表せるようになるだろうと思う。

しかし、哲学者、特に心の哲学に注目している人たちにとっては、定量的に情報表現できるような第三者的な意識などどうでもいい。第一人称的に、現に私たちの心にわきあがっているこの豊かな意識の感じが重要なのだ。

リンゴを見ているときに感じる、つるつるした赤い皮の質感や、切り口にのぞく蜜のみずみずしさ。恋人を意識するときの、キュンとしてどきどきする感じ。これらは文章ではとうてい書き表せない豊かな感じを持っている。このような意識のことを現象としての意識という。または、意識のクオリアという。クオリアとは、意識の質感のことだ。

右に述べたように、つるつる、みずみずしさ、キュンとした感じ、と言葉で書くと情報だが、そうではなく、言葉という情報では述べられないような、この豊かな感じを意識のクオリアというのだ。本書では、「現象としての意識」と「意識のクオリア」は同義だと考えていただいて問題ない。

私のような自然科学者は誤解しがちだが、ここでいう「現象」とは、たとえば物理現象のような、観察される事実としての現象という意味ではない。意識に現れ出るもの、という意味の哲学用語であり、物理現象というときの現象とは全く別の意味だと考えたほうがわかりやすい。

ただし、物理現象も、現象的な意識も、情報として表すことは困難と直感される複雑さを持っているという点では似ている。

たとえば、エアコンから出てくる温風は、極めて複雑な分子運動のパターンを有していて、これを完全に情報として記述することは困難だが、分子運動の平均を、思い切って「温度」という情報に縮約する。これは、脳の中に湧き上がった「つるつる」という豊かで複雑なクオリアを、「つるつる」という言語に縮約することとよく似ている。

告白すると、前著では、「意識」というときに機能と現象を区別していなかった。正直言って、当時は区別する必要性をあまり意識していなかったからだが、「心の哲学」の分野で明確に区別している以上、共通言語としてここでは用いることにする。

私が前著で述べたかったこと（そして、もちろん本書でも掘り下げたいこと）を、機能と現象に区別して言うならば、「機能としての意識は受動的であり、現象としての意識はイリュージョンである」ということになる。

では、チャーマーズや彼に賛同する（またはそこを議論の出発点とする）心の哲学者はなぜ現象的な意識にこだわるのだろうか？

それは、現象としての意識または意識のクオリアはどのようなものなのか、という問題は、〈難しい問題〉（ハードプロブレム）だと考えるからだ（難しい問題とは、現代の科学技術では解決困難なばかりか、解決の糸口さえも見つけられていないような種類の問題というような意味だ）。

一方、私は、すでに述べたように、意識なんて所詮たわいのないイリュージョンなのだと考える。したがって、イリュージョンがどのように作られるかは未解決な問題だが、解き方の道筋が全くわかっていないような種類の問題ではないと考える。

ここが考え方の分かれ目なのだ。

ここからしばらくは、チャーマーズなどの心の哲学と私の立場の関係を述べる。この議論にご興味のない方は、「(3) 意識の機能は受動的」の前まで読み飛ばしていただいてもかまわない。

（２）心の哲学とゾンビ

意識にまともに取り組もう

チャーマーズの有名な著書『意識する心　脳と精神の根本理論を求めて』（白揚社・二〇〇一年）に、クオリアこそが意識の最大の謎だということが詳しく書かれている。その序章『意識にまともに取り組もう』において、「意識はイリュージョンである」という考え方に対する強烈な批判が述べられている。

本書をすこし引用しよう。

「意識はイリュージョン（和訳版では〈幻想〉）であると述べる人たちもいるが、このいい方に何の意味があるのか、私にはさっぱり見当がつかない。私には、われわれはこの世界の他の何にもまして、意識体験の存在を信じているように思われる」

意識はイリュージョンであると述べる人たちは意識にまともに取り組んでいない、というのだから、極めて挑戦的な言いがかりではある。私も、いささか被害妄想的ではあろうが、私への言いがかりであるかのようにさえ感じる。たしかに、〈難しい問題〉だと言う人たちの問題意識を理解していないために、まともに取り組まずに、イリュージョンだと言ってしまっている人もいるかもしれない。しかし、私は、問題意識を理解した上で、つまり、まともに取り組んだ上で、イリュージョンだと言っているのだ。

実は、チャーマーズ自身、意識はイリュージョンだと思い込もうとした時期もあったという。何度も自分自身に信じ込ませようと試みたのだという。意識という存在は本当はどこにも何もないのだ。意識体験は空虚なイリュージョンなのだ、と。

しかし、現象的な意識は第一人称的な私たちの心の中にれっきとして存在しているように思える。だから、意識がイリュージョンなどとは到底信じられないという。デカルトの言う『我思う、ゆえに我あり』だ。

ただし、信じられないだけであって、その存在を証明することはできない。実は、チャーマーズ自身、意識の存在を証明できないことを告白している。さらに、「これがある点で直感に頼るやり方であるのは否定できない」とも告白する。

チャーマーズに敬意を表し、私も告白するが、意識がイリュージョンであることも証明できない。本書では意識がイリュージョンであると考えるならば脳で起こっていることはどのようにとらえられるか、について述べていくが、いくら述べても、「意識がイリュージョンであること」の証明はできない。実を言うと、私の側も、厳密には、「ある点で直感に頼るやり方であるのは否定できない」と言わざるを得ない。お互い様だ。

チャーマーズが続いて述べているように、ここは、意識の研究における「一大分水嶺」だ。

意識はイリュージョンであるということを認めて、問題は説明されたと考えるか、〈もっと難しい〉問題が残されていると考えるか。

トートロジー?

はっきりと宣言しておくが、本書は、チャーマーズとは異なり、意識はイリュージョンだととらえる人たちのためのものだ。

したがって、本書は、チャーマーズの一派や、チャーマーズに触発されてクオリアについて考え始めた者のように、意識のクオリアはイリュージョンではないと考え、〈難しい問題〉が残されていると考える人にとっては、なかなか受け入れがたい内容かも知れない。

一方、本書の主題は、脳が作ったイリュージョンであるところの意識はどのようなものなのかをいっしょに考えるものだ。私がそう考える理由は、〈難しい問題〉など存在しないと考え、その問題について考えることに興味がないからだ。〈難しい問題〉など存在しないと考える理由は、意識がイリュージョンだと考えるからだ。

このように言ってしまうと、単なるトートロジーだとしかられそうだ。論理学では、トートロジーとは、「aならばaである」のように必ず真になる恒真式を指す。つまり、意識がイリュージョンである理由は、意識はイリュージョンだからだ、というような。

しかし、あとで、ゾンビのところで述べるように、チャーマーズの場合も一種のトートロジーのようだ。つまり、脳とは独立な心があると考える理由は、心が脳とは独立だと考えるからだ、というような。

実は、どっちもどっちなのだ。

なぜ、両者はトートロジーのように見えるのだろうか。あるいは、なぜ、分水嶺をはさんで二つの考え方は背反し、相容れず、どちらも正当性を証明できないのだろうか。なぜ、どちらも出発点は直感に頼らざるを得ないのだろうか。

それは、二律背反が形而上学に属し、両者の主張はある前提の下での演繹に基づくからだ。

科学では解明できない、さらに上のレベルの問いについての議論のことを形而上学という。

宇宙はなぜ存在するか、とか、宇宙は存在するか／しないか、とか、神はいるか／いないか、とか。意識は物理現象とは独立な何かとして存在しているか、脳が作り出したイリュージョンか、という問いも同様だ。

これらの問いに対し、直感に頼る信念として立場を表明することはできる。しかし、表明した立場が正しいと証明することはできない。

なぜなら、証明は科学の道具であり、科学は仮定の上に成り立っており、仮定した枠内のことしか対象にしないからだ。

一方、哲学の場合は、科学と違って、仮定をおかずに形而上学に挑むこともある。いや、現代から見ると、それこそが近代までの哲学だったと言ってもいいかもしれない。しかし、現代哲学の一般的な立場に立つ者の多くは、哲学も形而上学的問題を解けないことを認めざるを得ないと考えているように思う。

さて、科学における仮定とは、たとえば、宇宙は存在する、とか、心は脳が作った、というような大前提の合意だ。その大前提が違うのだから、チャーマーズの議論はチャーマーズの方の大前提の範囲内で、私の方は私の方の大前提の範囲内でしか何も述べ得ない。相手の陣営に対して何か言ったって、陣営が違うので、効き目がゼロなのだ。

言い換えれば、大前提の異なるものから見ると、相手側の枠内での議論はトートロジーに見えるのだ。

二元論対一元論

両陣営の大前提がどう違うのかと言うと、いわゆる「心身二元論」対「心身一元論」だ（図2）。

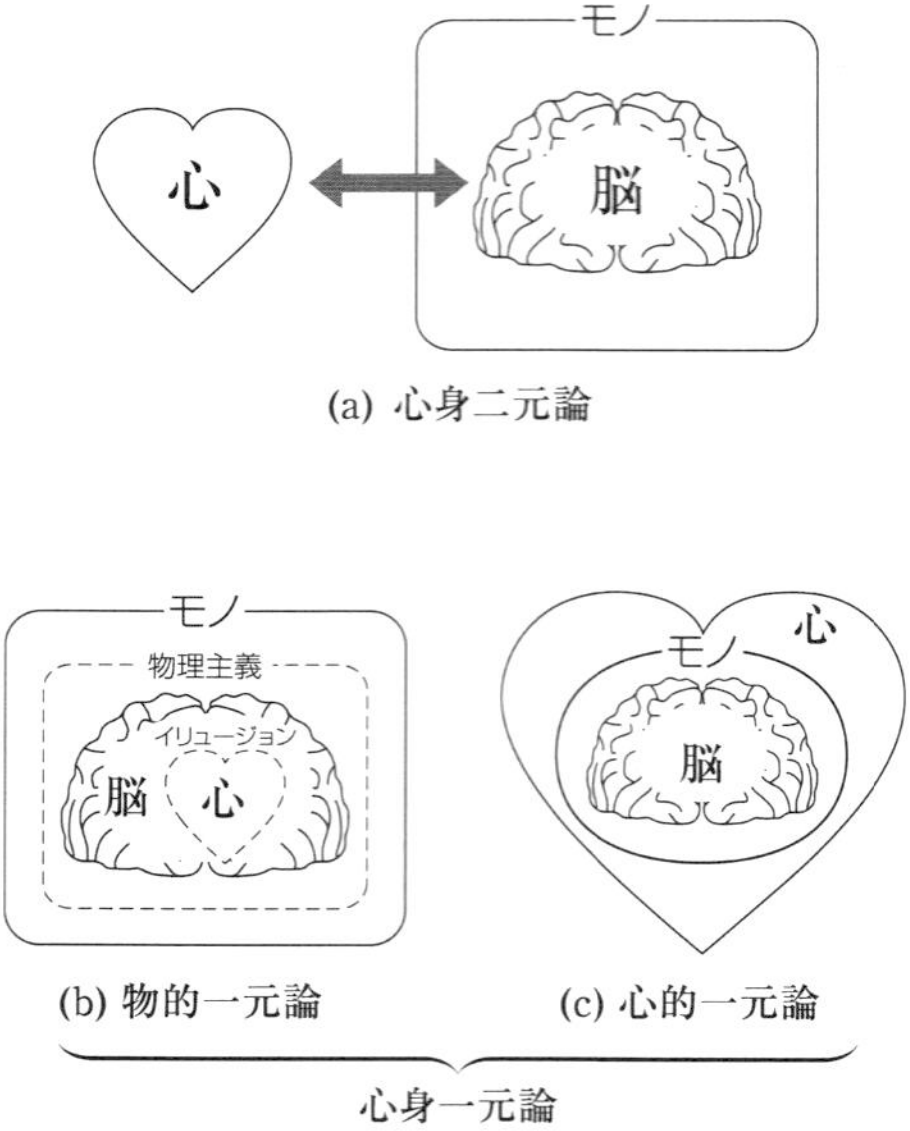

図２　心身二元論と心身一元論

チャーマーズの立場は、『意識する心　脳と精神の根本理論を求めて』で自ら述べているように、一種の心身二元論だ。現象的意識という心の中心は、脳や身体という物理現象に支配されたモノとは別の範疇に属す、と考える立場だ。心身二元論には、人間の身体とは独立の不滅の霊魂を信じるような宗教的な立場の場合もあるが、チャーマーズの二元論は、死後の霊魂が存在するか否かという観点によるのではなく、このリアルに存在する意識のクオリアが物理現象の結果であるとは考えられない、という「ある種の直感」に起因する二元論なのだ。

一方、私はいちおう、心身一元論の中の物的一元論の立場に立つ。「いちおう」とは科学者のわりにはあいまいな立場だ、と言われるかもしれないが、先ほど述べたように、「立場」は直感に頼った信念に基づいて決めざるを得ないのであって、何事も、百パーセント確実ということはありえない、と考える立場を表明しているのだ、ということをご理解いただきたい。

しつこいようだが、はっきりさせておくと、科学者という人々は、実は、「いちおう」宇宙が存在しているとして、「いちおう」相対性理論が（あるいはニュートン力学なり何なりの法則が）成り立つとして、ではその詳細がどうなっているか、を追求しているに過ぎないのだ。

したがって、科学者にしろ、哲学者にしろ、宗教家にしろ、自分の属する範疇を超えた他者を批判したり攻撃したりすることは本来できない。

ただ、実は多くの人は、以上の論理構造を整理して理解しないままに（あるいは、たぶん、わかった上で、あえて）これをしているけれども。

チャーマーズは、彼の立場から、機能主義を不十分な考え方のように言う。チャーマーズから見ると、〈難しい問題〉は物理主義（物理現象に基づく機能的な説明によって、ものごとを説明しようとする立場）からはみ出す。だから難しい問題なのだ。図2（a）に示したように、心はモノについての論理の外にあるのだ。

一方、私の立場は図2（b）だ。現象的な意識はイリュージョンだ、と考えれば、意識は物理主義からはみださない。だまし絵や逃げ水が物理社会の中にあり、これらはイリュージョンだというだけで説明が終了することと同じだ。つまり、物質とは異なる何かとしてではなく、本当は存在しないイリュージョンとして、意識は存在すると考える。

そんな説明ではクオリアの〈難しい問題〉を説明したことにならない、とおっしゃる方がおられるが、そんなことはない。チャーマーズ自身も、意識がイリュージョンだと考えれば物理主義の枠内ですべてが解決してしまうことを認めている。そこまでは認めた上で、それは直感に反する、と棄却しているのだ。

イリュージョンなら、だまし絵や逃げ水のように消えてなくなるはずだ、とおっしゃる方がおられる。このご意見への回答は既に少し述べたとおりだ。すなわち、だまし絵も、逃げ水も、見えているときには実在するように感じられるが、あとになってみると存在していないことがわかる。意識も、意識のあるときにはいきいきと感じられるが、眠っているときや死後にはなくなる。このように、あると思っているときにはあたかも実在するかのように感じられるところも、あとになってみるとなくなっている様も、そっくりだ。

もちろん、イリュージョンであるところの意識を脳のニューラルネットワークがどうやって作っているのか、という謎は残されているが、それはあくまで物理主義の内部で未解決の課題なのであって、もはやチャーマーズの言うような〈難しい問題〉ではない。逃げ水というイリュージョンが物理的インタラクションによって作られるのと同様、意識というイリュージョンは脳の神経のインタラクションにより作られているのであって、脳の神経が複雑系だから、詳細がわかっていないに過ぎないのだ。

さて、チャーマーズと私の立場の違いを明確にするもうひとつの論点を紹介しておこう。

〈難しい問題〉が歴然として存在し、心身一元論には矛盾があることを述べるためにチャーマーズが用いるゾンビだ。チャーマーズが言うには、チャーマーズ流のゾンビを想像できるなら、二元論に立脚せざるを得ないというのだ。

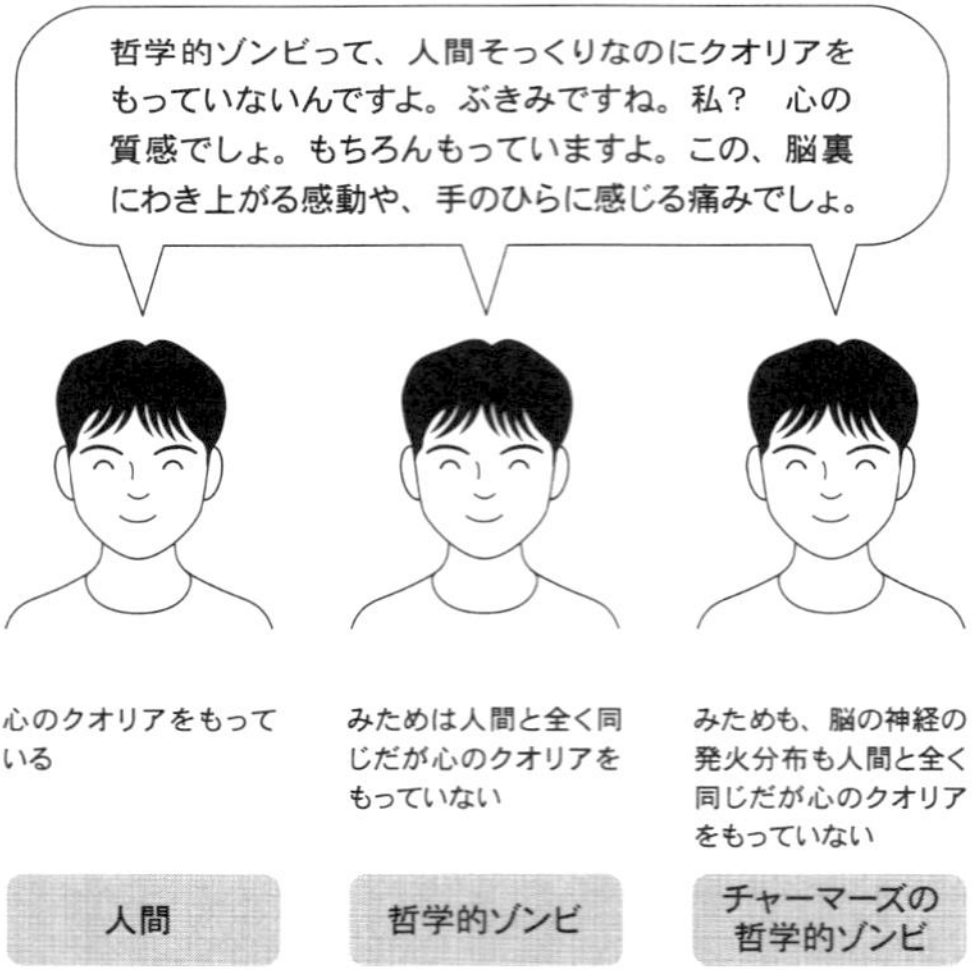

哲学的ゾンビって、人間そっくりなのにクオリアをもっていないんですよ。ぶきみですね。私？　心の質感でしょ。もちろんもっていますよ。この、脳裏にわき上がる感動や、手のひらに感じる痛みでしょ。
心のクオリアをもっている
人間
みためは人間と全く同じだが心のクオリアをもっていない
哲学的ゾンビ
みためも、脳の神経の発火分布も人間と全く同じだが心のクオリアをもっていない
チャーマーズの哲学的ゾンビ

図3　人間とゾンビ

ゾンビとは何か

　以前『現代思想』（三十四巻二号、二〇〇六年二月）に書いた「意識の起源と進化——意識はエピソード記憶のために生じたのか」では、チャーマーズのゾンビに対する私の反論を述べた。ここにその一部を改変して掲載しよう。

　図3を見ていただきたい。

　本来、哲学で言うゾンビとは、外見が人間と全く同じで、表情も話す内容も行動もみな人間そっくりなのだが、実は現象的な「意識」を持たないような存在のことだ。

　このような存在を想像できる

だろうか。

　私には想像できる。

　将来のロボットが、そのような感じになるのではないかと思う。

　情報処理やニューラルネットワークの技術が向上した未来社会では、鉄腕アトムのような心を持ったロボットが作られるかもしれない。そのとき、意識の機能的な側面、すなわち、前述のように、自分の無意識的情報処理結果の一部に注目し、体験し、エピソード記憶するための機能を有するシステムは、容易に作れるようになっていると考えてもよいだろう。

　しかし、その時点で、意識の現象的な側面を作り出す仕組みがまだわかっていないとしたら、そのロボットは、人間と同じ意識の機能は持つが、人間とは違って現象としての意識のクオリアは持たない存在となっているだろう。したがって、体験といっても現象的な体験ではなく、機能としての体験であるはずだ。

　そのようなロボットに「リンゴはおいしい？」と聞くと、「あなたが切ってくれたリンゴは今までのどんなリンゴよりも甘くておいしい」ということができるし、昨年のあなたとの思い出を振り返って「あの日の夕日はとてもロマンチックだった」ということもできるだろう。

　しかし、ロボットが、いくらリンゴの甘さが舌いっぱいに広がって幸せな気分だと言ったとしても、昔体験した夕日が脳裏によみがえって切ない気分だと言ったとしても、そのように（いわばウソを）言うための機能を満たすようなプログラムが動作している（あるいはニューラルネットワーク群が発火して意味のあるパターンを生成している）だけであって、甘さや幸せや切なさのクオリアは、一年前にも現在もロボットの脳裏や感覚器官に広がっているわけではないのだ。

そのようなゾンビなら、私にも想像できる。

一方、チャーマーズのゾンビは、このゾンビの話を一歩進めている。

チャーマーズ流のゾンビは、外見が人間と全く同じなだけでなく、身体を構成する分子ひとつひとつのふるまいまで人間と同じという存在だ。もちろん、脳内のニューラルネットワークの発火分布も人間の場合と全く同じで、表情も話す内容も行動もみな人間のようなのだ。それなのに、現象的な「意識」を持たないような存在のことだ。こちらのことを哲学的ゾンビと呼ぶこともあるが、本書では、さきほどのゾンビと区別するために、こちらをチャーマーズ流のゾンビと呼ぶことにする。

チャーマーズは、「そのようなゾンビを想像することが可能で、人間は皆、一人残らずチャーマーズ同様にそのようなゾンビを想像可能であるに違いない」というのだ。

皆さんは想像できるだろうか。

もちろん想像できる、という哲学者も少なくないようなのだが、私にはどうしてもできない。

ここが分水嶺だ。想像できたら、謎。できなければ、謎ではない。もちろん、チャーマーズの言うように想像できるなら、意識は、脳の中の物理現象とは独立な何かだということになる。そうだとすると、確かに、解決されるまで百年かかるような〈難しい問題〉だといえるだろう。

ゾンビは想像できない

しかし、変ではないだろうか。

脳内のニューラルネットワークの発火分布が人間とすべて同じであるにもかかわらず、意識の現象的な側面を持たないゾンビを想像できるということは、意識の現象的な側面はニューラルネットワークによって表現されているものではないと考えるということと等価だ。つまり、直感に基づいて二元論的な仮定を置いておいて、その仮定の下でゾンビを想像できたと言っているだけで、私には一種のトートロジーにしか見えない。

また、もちろん、脳内のニューラルネットワークの構造が進化することによって、意識の現象的な側面も生じたに違いない、と考える目的論的機能主義（生物が生きるために有利であるという理由にドライブされた機能のみが自然淘汰によって獲得されたと考える、進化論に立脚する立場）と相反する。

私には、そのようなゾンビは到底想像できない。全くできない。ニューラルネットワークの発火分布まで全く同じで、意識のクオリアの有無だけが異なる人間とゾンビが両立できるということは、もはや、その差は、不滅の霊魂と同じような、身体と独立な心ではないか。そんなものは、私には想像できない。

では、前者が後者を、あるいは、後者が前者を論破することは可能だろうか。

それは、不可能だ。なぜなら、先ほども述べたように、前者は一種の心身二元論、後者は心身一元論だからだ。これらのいずれが正しいかという論争は形而上学に属するものであって、いずれかが他方を論破できるような論理構造にはなっていない。したがって、この議論は、意識はイリュージョンかどうか、という議論と同様、論理的にはお手上げなのだ。

チャーマーズは、チャーマーズ流のゾンビを想像できると言った瞬間に心身二元論に立脚しているのだから、その視点から見ると心身一元論に矛盾があるように見えるのは当然だし、そこから心身二元論が演繹されるのも当然だ。一元論と二元論は前提が異なるのだから、一元論の問題点は指摘できても論破はできない。

つまり、チャーマーズは、ニューラルネットワークによってクオリアを説明できないという理由によって一元論を棄却する。しかし、一元論に立脚する者は、一元論で世界のすべての現象を既に説明できるから一元論に立脚しているのではなく、まず、前提としてのその枠組みを決めてから中身の吟味をしているのだ。したがって、チャーマーズがいくら一元論の問題点を指摘しても、それでは、一元論自体が間違っている場合と、一元論の一部に未知の部分がある場合とを分離できないのだ。

逆の議論も同様で、一元論の枠内にある目的論的機能主義によって、チャーマーズ流の二元論に反論はできても論破はできないのだが、ここでは、反論のしかたを述べておこう。当然ながら、目的論的機能主義に立脚する者は以下の議論に納得できるだろうが、チャーマーズや彼に合意する者は納得しないだろう。

意識の機能的側面も現象的側面も進化的に獲得されたのだが、チャーマーズの言うように、現象的側面に限ってはニューラルネットワークの仕業ではない場合について考えてみよう。それはどのようなケースかというと、あるとき、たぶん、人間という種が生じたときに、突然、ニューラルネットワークの発火などといった物質の振舞いからは説明できないような、新たなメカニズムである現象的な意識というものが進化的に生じたということになるだろう。

進化とは何か?

進化とは、金づちでトントンたたいて無理やり形を変えたり、無理やりたこ足配線することによって突貫工事する準最適化だ（図４）。たまたま環境条件に適応した者だけ

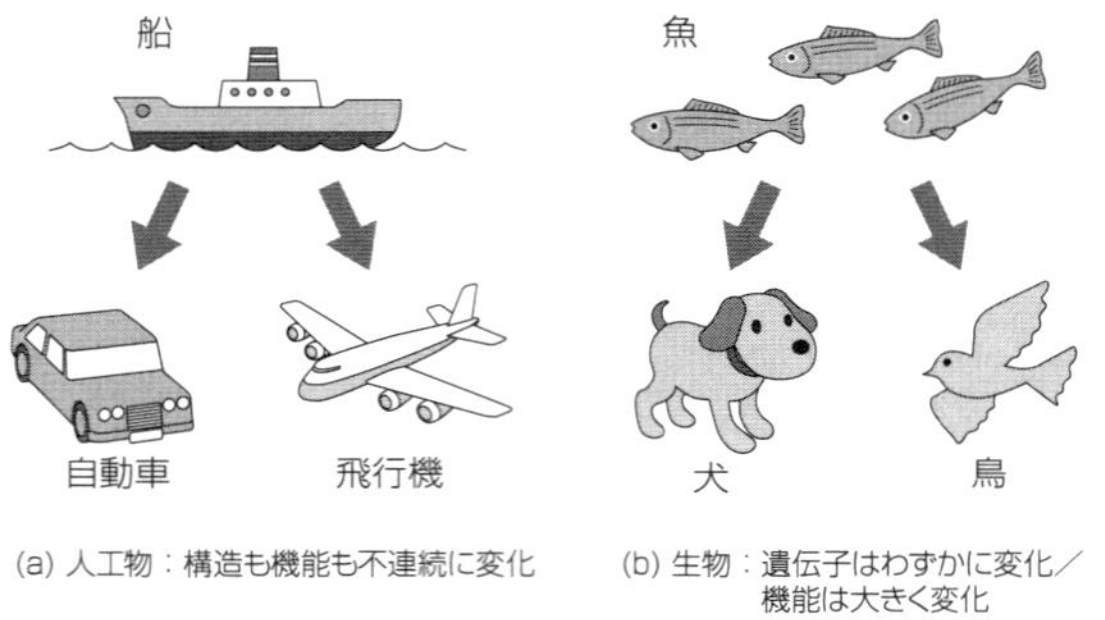

(a) 人工物：構造も機能も不連続に変化
(b) 生物：遺伝子はわずかに変化／
機能は大きく変化

図４　人工物の設計と生物の進化的設計の違い

が生き残る。そのような場当たり的で泥臭いやり方の中から、どうすれば、物質の振舞いからは説明できないような、新たなメカニズムである現象的な意識というものが出現しうるというのだろうか。全くもって謎だ。また、そのような、（イリュージョンではないとしたら）神秘的とも言うべき現象的な意識が、生物の環境適応性という意味でどのような利点をもたらすというのだろうか。やはり、全くの謎だ。チャーマーズの言うように、解決の糸口が全く見出せないような謎だ。だから、チャーマーズのゾンビ論法を受けて、〈難しい問題〉は今後当分解けない謎である、ということになる。

一方、目的論的機能主義からみると、物質の振舞いとは独立な現象的意識が進化的に生じるとは極めて考えにくい。

私は、そうではなく、心身一元論に立脚し、脳のニューラルネットワークによって、意識の現象的な側面が（あくまでイリュージョンとして）作られていると考える。

心身一元論に立脚するか、二元論に立脚するかは、先ほども述べたように、一種の信念だ。神を信じるか否か、あるいは、自由主義と共産主義はいずれが本質的と考えるか、と問うのと似て、個人個人の過去の深く長い経験から帰納して、どちらが直感的に妥当だと考えるかを選択するしか、残念ながら形而上の議論にピリオドを打つ方法はない。絶対的価値基準を持たない現代世界において、正解が存在しないことは自明なのだ。そのような枠組みの中で、私は、心身二元論に陥り、物質とは別の全く未解明な意識のクオリアが存在すると考えるより、心身一元論という現代日本の科学技術者の常識的かつ素朴な考え方の範囲内で、ニューラルネットワークが意識の現象的な側面を生成するやり方は不明だが、しかし、得体の知れない別のものではなく、ニューラルネットワークがイリュージョンであるところの意識のクオリアを作り出しているはずだ、という方が妥当だろうと、信念として思うのだ。

チャーマーズの言うように、直感と言った方が妥当かもしれない。つまり、私は、脳のニューラルネットワークによって、（どのようにして生成される虚構なのか、詳細は現状ではわからないけれども）意識の現象的な側面（であるところのイリュージョン）が作られると直感的に思うのだ。もっといえば、ニューラルネットワークにより現象的な意識

（というイリュージョン）が作り出せる様を想像できるのだ。コネクショニスト（和訳すると接続主義者。ニューラルネットワークを接続することによって心のクオリアも説明できるはず、という考え方）の言い分も同様だ。なぜなら、ニューラルネットワークは身体や外界の運動・行動といった文字（記号）では表せないようなパターンを順モデルとして生成することができるシステムなのだから、脳の他の部分の順モデルであるところの現象的な意識をも場として作られる様を、漠然とではあるが直感的にイメージできる。

消去主義

もちろん、意識の現象的側面は、イリュージョンなのだから、本当は存在しない、と私は考える。消去主義という立場があるが、これに近い。これの一派だと言ってもいいのかもしれない。消去主義とは、意識のクオリアは存在しないと考えるべきだという考え方だ。しかし、消去主義は、一部では、私達がいま感じている生き生きとしたクオリアも、科学の発展とともになくなってしまうと考える不思議な立場だと誤解されている節がある。誤解しないでいただきたい。私も、心のクオリアは本当は（というか何か物理現象から独立な何かとしては）存在しないのだとは考えるが、生きて起きている私たちの意識のクオリアが消去されるという意味ではない。

逃げ水の水は、物質として存在するわけではないので、そこに存在する物質のリストからは消去されるべきだ。これと同様に、クオリアは、物質主義からはみ出す謎のリストからは消去されるべきだ、という意味だ。意識のクオリアが消去されるという意味ではない。

ついでにいうと、先ほど述べたように、コネクショニストとは、ニューラルネットワークを接続することによって心のクオリアも説明できるはず、という考え方であり、そのような定義に当てはめてみると、私はコネクショニストだ。ただし、コネクショニストというのは、心身一元論の中の大きな枠組みであって、その中にもいろいろな考えがある。

話を戻そう。

私は、信念または直感によって、ニューラルネットワークがイリュージョンであるところの意識のクオリアを作り出しているはずだと思う。

前に述べたように、逆の立場の者も信念または直感に基づいているに過ぎない。つまり、神経活動が同じで意識のクオリアを持たないゾンビを想像できる、あるいは、ニューラルネットワークが意識の現象的な側面を生成することはありえないはずだ、といった信念に。実際、チャーマーズ自身、自分がゾンビを想像できる根本的な理由は、直感によるとしか説明できないと言い切っていることは、先ほど述べたとおりだ。

どうやって調べたのかは明らかでないが、チャーマーズが言うには、世の中の三分の二元論者の人はチャーマーズの考えに賛同すると考えられるのだそうだ。神を信じる二元論者がアメリカに多いからかもしれない。私も調べたことはないが、前著の評判から類推すると、宗教を持たない人の多い（たぶん一元論者の多い）日本では、三分の二以上の方が私の味方をしてくださるのではないかという感触はある。あくまで感触に過ぎないが。

長々とチャーマーズのことを述べたが、言いたかったことは、つまり、私の立場は、クオリアは脳のニューラルネットワークが作ったイリュージョンだ、と考える立場だということだ。

では、現象としてはイリュージョンで、機能としては受動的な意識は何のためにあるのだろうか？

(3) 意識の機能は受動的

受動的な意識

まず、意識の機能は受動的だという話をしよう。「受動意識仮説」だ(詳しくは『脳はなぜ「心」を作ったのか』をご参照いただきたい)。

受動意識仮説とは、『「意識」とは「無意識」下の自律分散的・並列的・ボトムアップ的・無目的的情報処理結果を受け取り、それをあたかも自分が行ったことであるかのように幻想し、単一の自己の直列的経験として体験した後にエピソード記憶するための受動的・追従的なシステムである』というものだ。

つまり、機能的な「意識」は、「無意識」下の処理を能動的にバインディングし統合するためのシステムなのではなく、既に「無意識」下で統合された結果を体験しエピソード記憶に流し込むための追従的なシステムに過ぎないと考えるのだ。したがって、「自由意志」であるかのように体験される意図や意思決定も、実は「意識」がはじめに行うのではない。

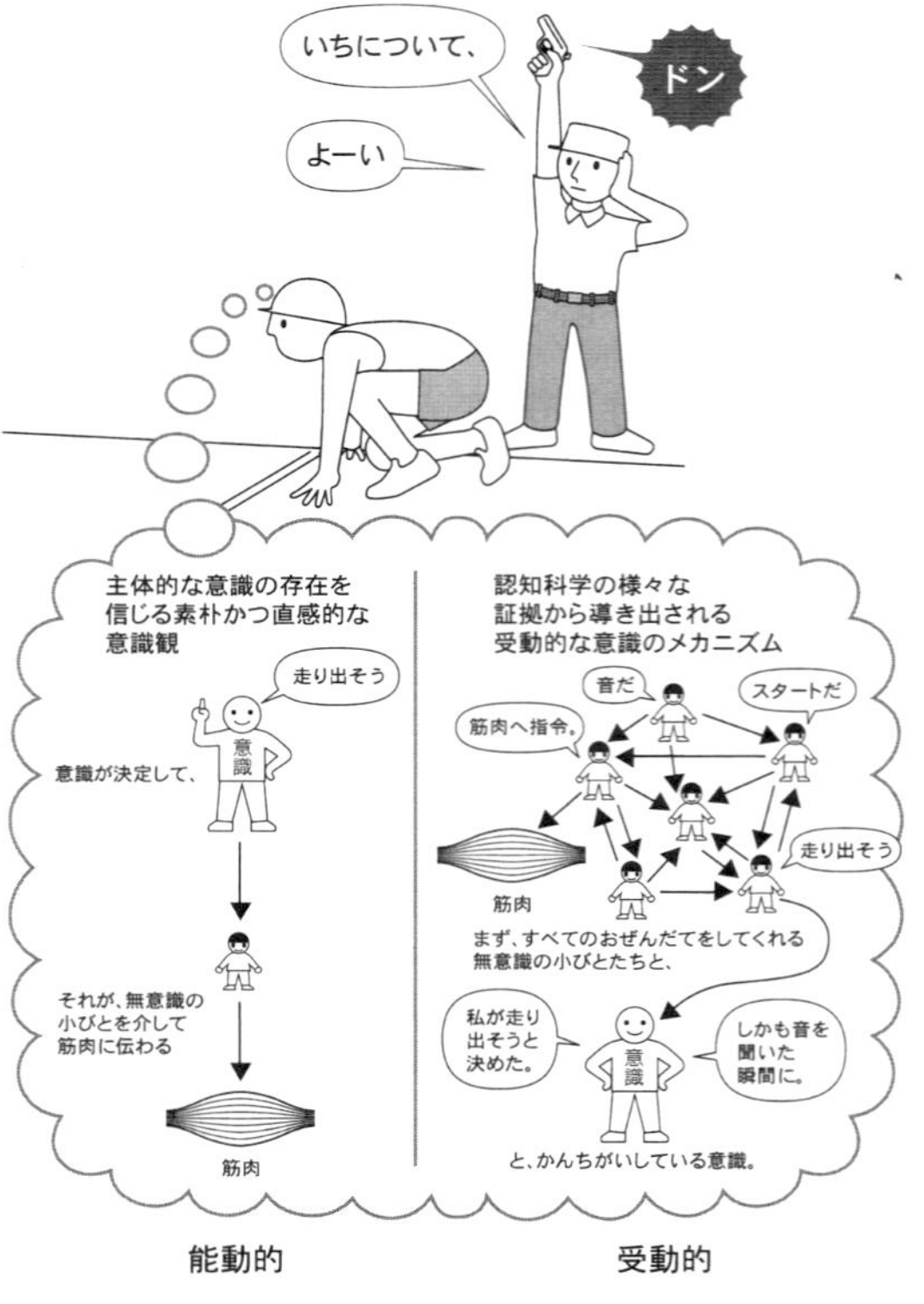

図５　能動的な意識と受動的な意識

つまり、図5に描いたように、「よーい、ドン」という音を聞いて、私たちが自由意志によって走り出す時、音を聞いた意識が「走り出そう」と決めたのではない。無意識下の小びとたちの情報処理（ニューラルネットワークによる自律分散的・ボトムアップ的計算）の結果、「走り出そう」ということが決定され、意識は、その結果をクオリアとして体験し、あたかも自分が行ったかのように勘違いするシステムに過ぎないと考えるのだ。

哲学者が行ってきた自由意志に関する古典的議論がある。私たちは、「自由に何かを欲する」ということ自体を自由にコントロールすることはできない、というものだ。すなわち、自由意志は極めて不自由だ。

受動意識仮説によれば、これの説明は極めて容易だ。「自由に何かを欲する」こと自体、本当は自由ではないのに、「自由に何かを欲して」いたかのように幻想していたに過ぎないのだから、それを自由にできないのは元来当然なのだ。本当は不自由であるのに、あたかも自由意志が存在するかのように私たちが感じているから、比喩的に「自由意志」と呼ばれているに過ぎないのだ。

では、現象としての意識の方はどう説明すればいいのだろうか？

前著では、現象的な意識――クオリア――があった方が便利であり、脳にしてみれば、それをイリュージョンとして簡単に作れたに違いない、という説明をした。

これだけでは説明不足だろうから、このことについては、第2章以降で掘り下げて考えていこう。もちろん、物的一元論の立場から。

クオリアはなぜ何のためにあるのか？　本当にイリュージョンなのか。このことを、第2章では感覚の知覚について、第3章では内的な感覚について、それぞれ見ていこう。

第2章

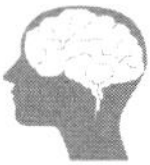

五感というイリュージョン

（1）感覚とは何か

五感がなかったら？

感覚とは、生物が外界の情報を受け取る手段の総体だと考えられる。視覚、聴覚、触覚、味覚、嗅覚の五つをあわせて五感と呼ばれる。厳密には、筋肉の収縮状態を検出する深部感覚など、五感以外にも感覚はあるが、主なものは五感だといってしまってもいいだろう。

考えてみると、私のような感覚の研究者が感覚というときには、感覚の機能的な側面のことを指すことが暗黙の了解になっている。私は触覚の研究をしているが、「つるつる」「ざらざら」といった触覚を感じ取るロボット、というとき、普通は、そこに本来触感のクオリアの概念を含むべきであることを想定していない。

一方、心の哲学者が触感のクオリア（または現象的な触感）を議論の対象としていることは前にも述べたとおりだ。

さて、感覚の機能は何のためにあるのだろうか？　ひとことで言うなら、世界を理解するためだ。

感覚がなければ外界の情報を取得することができない。したがって、自分で生きていくことはできないだろう。

では、感覚の現象的側面は何のためにあるのだろうか？　この問いはかなり根源的なので、ちょっと置いておいて、問いをかえよう。

感覚の現象的な側面がないとしたら、どんな感じだろうか？

つまり、私たちは、「明るい」「暗い」あるいは「つるつる」「ざらざら」といった感覚の質感を意識の上に体験する。もしも、現象的な意識は持っているが、現象的な五感を持っていなかったとしたら、どんな感じだろうか？

視覚も聴覚も触覚も味覚も嗅覚も、完全に失った自分を想像してみていただきたい。どんな感じだろうか？

真っ暗な世界に、身体を失ってぽっかり浮いているような感じだろう。もともと持っていた視覚を失ったのだとすると、真っ暗という感じは概念としては覚えているかもしれないが、視覚を失ったのだから、真っ暗という感じなだけであって、真っ暗とは感じないはずだ。最初から視覚を持たない事を想定すると、そもそも真っ暗とか色とかいうクオリアがどんなものなのかを理解できないはずだから、やはり真っ暗な感じではない。つまり、「真っ暗な」という表現は比喩に過ぎない。

聴覚、触覚、味覚、嗅覚も同様だ。比喩的に言えば、何も音が聞こえず、何にも触った感じがせず、何の味もにおいも感じないかのような状態、と言えるだろう。しかし、正確には、感覚がないのだから、聴覚、触覚、味覚、嗅覚、というもの自体が何もない状態、というべきだろう。

また、いろいろな考え事をすることはできるが、その結果を身体表現することはできない。手足を動かしてみることはできるはずだが、何に触っても何も感じない。さらに奇妙な事に、手足が本当に動いたかどうかを感じ取って確認することができない。結局、意識から見ると、身体はないのとほとんど同じことだ。だから、身体はなくなったように感じるはずだ。声も同じだ。発声する事はできたとしても、自分の声を聞くことができないので、それがどのように外界に伝わったかを知ることはできない。もちろん、聴覚もないので、他人が自分の発声にどのように反応したのかを知るよしもない。つまり、感覚をすべて失ったら、外界の情報を受け取れないため、世の中とのインタラクションをほとんどできない。かろうじて、運動や音声をアウトプットする事はできるものの、それがどのような形でアウトプットされたのかモニタすることはできない。したがって、意識から見ると、世の中と全くインタラクションできない状態と等しい。

アメリカのコメディー映画で、主人公が植物状態になるという想定のものを見たことがある（『恋人はゴースト』二〇〇五年、日本では劇場未公開）。一般には、植物状態とは、五感が失われたのみならず、内的な意識も失われた状態を指す。

それとは違って、医者である映画のヒロインは、運動機能が失われているため身体的意思表示は何もできないのだが、実は意識ははっきりと持っている、という状態に陥る。私の植物状態についての医学的知識は間違っていた、と思い知るのだが、何しろ意識のあることを外部に伝える手段がないので、どうしようもない。

このヒロインの場合は、五感を通して外界からの刺激を受け取る事はできるという想定なので、五感を完全に失ったさきほどの状態とは異なる。体を動かせないだけであって、目で見、耳で聞き、体で感じることはできるのだ。

五感を失った状態とは、この映画のヒロインよりもさらに何倍も悲しい状態なのだ。外界の状態のみならず、自分からのアウトプットの状態をも、何も感じることができないのだから。

この例から実感できるように、人にとって、感覚は極めて重要だ。感覚なしには人間は生活しようがない。

感覚神経は人間の場合、約五百万個あると言われている。筋肉を動かすための運動神経は約十万個だから、ざっとその五十倍ということになる。つまり、口や手足を動かすための仕組みよりも、外界を理解するための仕組みに、ヒトは五十倍ものコストをかけているといっていいだろう。

これに対し、最近はやりのヒューマノイドロボットはまだまだ感覚が貧弱だ。もちろんここでいう感覚とは、機能としての感覚のことだ。現象としての感覚が作れたら、意識の一端を持ったロボットが作れたということになるが、残念ながら、皆が納得する形で現象としての感覚を作った者はまだいない。

さて、二足歩行ロボットが歩くのを見ると、ロボットもかなり人間に近づいたと感銘を受けるが、ロボットは実は外部の情報をほとんど受け取っていないといっていい。もちろん、視覚や聴覚や簡単な触覚は持っているが、それらがあるから世界を理解して生きている、というほど積極的にそれらを利用しているわけではない。現在のヒューマノイドロボットにおいては、感覚は、ロボットがあらかじめ作りこまれたプログラムにしたがって動くための、簡単な補助をしている程度だというべきだろう。

つまり、感覚認識のためのセンサの研究は緒についたばかりであり、人間の感覚の機能と比べると桁違いに遅れている。これが進むとどうなるだろうか？

映画『マトリックス』の世界

一九九九年に公開されて映画界に革命を起こしたとさえ言われた大ヒット映画『マトリックス』をごらんになった方も多いのではないだろうか。人間の脳は実は巨大なコンピュータ内のバーチャルな世界と接続されていて、人間たちはそうとは知らずにバーチャルな世界で暮らしている、という設定だ。視覚も聴覚も触覚もリアルなので、あたかも本物の世界と接しているかのようなのだが、実は、いずれも作られたバーチャルワールドなのだ。ただ、あまりにもリアルなので、誰も偽物だとは気付いていない、というわけだ。

この映画を見て衝撃を受けた方も少なくないかもしれない。自分も実はどこかで機械につながれていて、うその世界を見ているのだったとしたら、と想像してぞっとした方もおられるのではないだろうか。

私はまさにそんな感じを受けた。よって立つ基盤を失った、虚脱感のようなクオリアを実感した。

実は本書も、そのような感じを、作り話としてではなく、科学的な考察として味わっていただくためのものだといってしまってもいいかもしれない。私たちは脳という機械につながれていて、実はその機械が作り出したウソの世界を見ているに過ぎないのだ、という感じを。

リアリティーとは何か

実社会でもバーチャルリアリティーの技術は進展しつつあり、現実とコンピュータ内の世界がだんだん近づいている感はある。子供たちにはテレビゲームがはやり、これを槍玉に挙げて、現実とバーチャルの区別がつかなくなった人が、犯罪を起こすようになるのではないかなどと心配する人もいる。

では、バーチャルの対極であるところの現実とは何なのだろうか？　何がリアルなのだろうか？

ここに存在している正真正銘の宇宙というものは、どんなものだろうか。生物のいない宇宙を想像してみていただきたい。そこは、無限に続く静かな闇の世界というイメージだろう。いや、先ほども述べたように、闇という概念は、視覚を前提としている。生物がいないのだから、ビジュアルなイメージはありえない。また、静かな闇と言ったが、惑星が大爆発する様はものすごいエネルギーであり、静かではないように思われるかもしれない。しかし、もうお気づきのように、生物がいないのだから音というイメージはありえない。静かな闇、という表現は比喩だ。要するに、生物のいない世界のリアリティーは、私達がイメージするものとは異なるはずだということだ。

つまり、画像とか音といった感覚は、世界と脳を接続する装置なのだ。では、感覚は世界の何と脳を接続するのだろうか。この点を、触覚、味覚・嗅覚、聴覚、視覚の順に見ていこう。

(2) 触覚――「痛み」は何のためにあるのか

マズローの欲求の階層説

私の専門の一つは触覚だ。ヒトはどうやって「つるつる」や「ざらざら」を感じているのかとか、ロボットにそれを感じさせるための触覚センサの開発とか、ロボットが感じた触覚を人間に伝える触覚ディスプレイなど、触覚に関する色々な研究を行っている。もちろん、研究室で工学として研究しているのは、機能的な触覚の方だ。

本書では、理工学の守備範囲を超え、機能的な触覚と、現象的な触覚と、両者について考えていこう。

触覚は原始的な感覚だ。中でも痛覚は快不快に関係している。快不快というのは、人間の営みの中でどのようなところに位置するのだろうか。

心理学者マズローは「欲求の階層説」を唱えた。マズローによれば、人の基本的欲求には六つの階層があるという。「生理的欲求」「安全欲求」「所属・愛情欲求」「承認欲求または尊重欲求」「自己実現欲求」「自己超越欲求」だ（図6）。

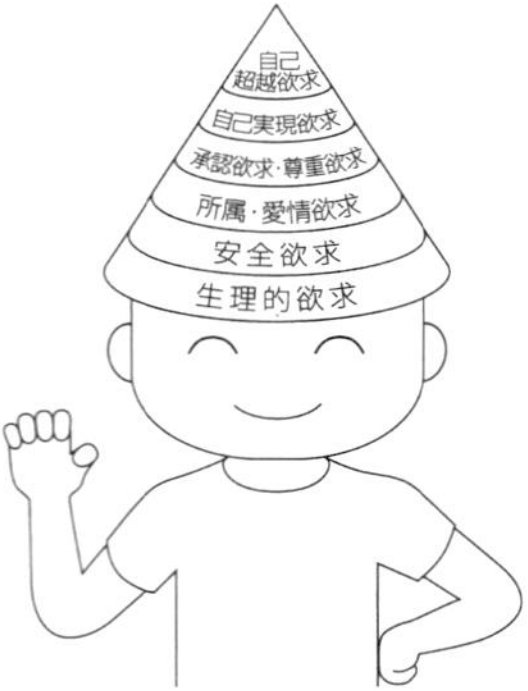

図6　マズローの欲求の階層説

最初の「生理的欲求」は、食欲、排泄欲、性欲、睡眠の欲求など、生命活動維持のために不可欠な基本的欲求だ。「安全欲求」は、危険や脅威、不安から逃れようとする欲求、「所属・愛情欲求」は集団への帰属や愛情を求める欲求だ。「承認欲求または尊重欲求」は、他人から尊敬されたい、人の注目を得たいという欲求で、名声や地位を求める出世欲もこの欲求の一つだ。「自己実現欲求」は、各人が自分の世界観や人生観に基づいて自分の信じる目標に向かって、自分を高めていこうとする欲求のことだ。

最後の「自己超越欲求」は、今までの、あるいは現状の自分自身を超えてさらに向上したいあるいは何か別のものになりたいといったような欲求だ。「自己超越欲求」はマズローが晩年に付け加えたものなのだそうで、一般には最初の五つをさす場合が多い。

マズローは、低次の欲求がある程度満たされたときに、人間は次の欲求を感じるのだと言っている。

このような欲求の階層の中で、触覚はどれに関連しているだろうか。

まず、「生理的欲求」。食欲には味覚が関連していると思われるかもしれないが、食べ物のおいしさを感じるのは味覚だけだろうか？　おいしさには、味がよいだけでなく、香りや食感も深く関わっている。味を感じる味覚や、香りを感じる嗅覚のことは後で触れるが、それらのみならず、食感には触覚が深く関わっているのだ。

おいしいステーキを食べるとき、肉の歯ごたえは重要だ。もしも肉をジューサーですりつぶして飲んだとしたら、本来の肉と同じ味だと言えるだろうか？　言えない。もちろん、味が混ざったり酸化したりして変化してしまうことにも関係しているが、食感がなくなったことによるおいしさの変化も無視できない。肉のジュースでは、松坂牛のおいしさも台無しだ。

ジュースにしてしまうというような極端なケースでなくてもよい。柔らかすぎたりかたすぎたりするご飯や伸びきった麺がまずいことは明らかだ。したがって、舌触りや歯ごたえといった触覚は、食欲と深く関わっている。

また、触覚は、性欲とも深く関わっている。皮膚間の接触を性的に心地よいと感じるのは、触覚の働きによる。性欲は、「生理的欲求」の中の一つだ。

つぎに、「安全欲求」。自分の身体がいま安全な状態にあるかどうかを知るための一つの原始的な方法は、明らかに触覚だ。

かたいものやとがったもの、熱いものに皮膚が触れたとき、「痛い」「熱い」と感じるのは触覚だ。

そもそも、たとえばミミズやカブトムシのような原始的な生物だって、棒でつつくと引っ込んだり逃げたりする。痛いと感じているかどうかは別として、外部からの刺激を何らかの原始的感覚として受け取って、反射的にこれから逃げていることは明らかだ。つまり、触覚は極めて原始的な感覚であり、人間のような高等な生物だけでなく、ほとんどの動物が備えている安全のための組織だと言えるだろう。

逆に、人が、さわり心地のよい衣服を着たいと思ったり、さわり心地のよいかばんや文具を好んだりするのは、それが安全で快適だからだということができる。

したがって、触覚は「安全欲求」と深く関わっている。

六つの欲求のうち、高次なほうの四つ、「所属・愛情欲求」「承認欲求または尊重欲求」「自己実現欲求」「自己超越欲求」にも、触覚はかかわっているのかもしれないが、あまりピンと来ない。

つまり、触覚は、生物の低次の欲求を満たすための感覚だといえる。

では、私たち人間は、なぜ「痛い」「熱い」あるいは「つるつる」「ざらざら」といったクオリアを感じることができるのだろうか。

逆に、ミミズやカブトムシのような、私達よりは単純な生物は、「痛い」「熱い」あるいは「つるつる」「ざらざら」といったクオリアを感じとっているのだろうか？

先ほども、「ミミズやカブトムシが痛いと感じているかどうかは別として」と書いたが、私には、彼らは「痛い」というクオリアを感じていないように思える。もちろん、「熱い」「冷たい」「つるつる」「ざらざら」といった他の感覚のクオリアも、自己意識のようにうちから湧き上がってくるクオリアも。

なぜなら、前にも述べたように、ミミズやカブトムシは「クオリアを意識してそれをエピソード記憶に流し込む」という高度な機能を持っていないので、「クオリアを意識する」ことの進化的な利点が存在しないから（そして、進化的利点のない機能は進化的に生じにくいと考えられるから）だ。

痛みのクオリア

では、「触覚のクオリア」という現象的触覚は何のためにある機能なのだろうか？　この点を考えてみたい。なぜなら、現象的な触覚も、なんらかの機能的な利点があるから進化的に生じたはずだと私は考えるからだ。

端的な例を挙げよう。

ミミズは痛いと感じない。たぶん。

一方、ヒトは痛みのクオリアを感じる。

この違いはなんだろうか。この違いについて実感してみるために、不意に指先に針を突き刺された場合に、自分が以下のように反応する様を想像してみて頂きたい。

（1）ミミズと同じように、突き刺されて反射的に（つまり、無意識的に）指を動かすものの、痛みのクオリアは感じていない場合。
（2）痛みのクオリアは感じていないが、指を反射的に動かすとともに、痛い、ということを体験する機能は持っていて、それをエピソード記憶に流し込むことはできる場合。
（3）痛みの機能もクオリアも持っていて、本当に痛いと感じ、もちろん反射的に手を動かし、その経験をエピソード記憶に流し込める場合。

（1）は変な感じがするかも知れない。自分の意思ではなく、①自分の体が勝手に動き、しかも②痛くもないのだ。ただし、①と②は十分に分離して考えるべきだ。①自分の体が勝手に動くのはさほど変ではない。

脚気《かっけ》の検査をするときにひざの数センチ下をぽんとたたくと、足は反射的に持ち上がる。私たちが皮膚を刺されたときに手が動くのも、「痛い」と意識下で感じて自由意志によって動かすのではなく、むしろ、手が勝手に動いた後で、「痛み」のクオリアが意識に上り、「痛い」といいながら手を反射的に動かしている自分を経験しているに過ぎない。

もちろん、脚気の検査の時に私たちは足の動きを意識するが、足に目を向けず他のことに集中していたならば、足の動きを意識しない。やってみればすぐわかる。だから、（1）のケースが、私たち人間から見て変に思えるのは、①自分の体が勝手に動くことではなく、②勝手に動くと同時に感じるはずの痛みのクオリアを感じないことなのだ。

ミミズをつつくと、いかにもいやそうに体をくねらす。だから、ミミズは「痛い」と感じていないはずだ、という私の考えに直感的に違和感を持つ方もおられるかもしれない。しかし、ミミズはつつかれたときに明らかに反射的に動いているだけだから、それと「痛みのクオリア」は別のものだろう。私たち人間は「痛みのクオリア」を知っているから、他の動物を見るときにも擬人化し、下等動物も人と同じような心の機能を持っているのではないかと直感しがちだが、①と②は分けて考えるべきだ。

さて、なぜミミズは痛いと感じていないはずだと私が考えるのかというと、前にも述べたように、ミミズはエピソード記憶をしないと思われるからだ。エピソード記憶をしないならば痛みのクオリアを持っている進化的な利点がない。進化的利点のない機能を生物が持っているとは考えにくい。よって、ミミズは②痛みのクオリアを持っていないはずで、①ただ反射的に動いているだけのはずだ。

逆に、人間が痛みを感じるのは、前述のような進化的な利点があるからだと考えられる。

ミミズの行動にはあまり多様性がないから、反射だけしていれば十分だ。つつかれたら、常に身を動かしていればよい。

一方、人間の行動はもっと複雑だ。お医者さんや看護師さんに注射を打ってもらうとき、ヒトは痛いけれど我慢して注射を受け入れる。ミミズのように反射して逃げ回ってばかりいると、看護師さんは注射できなくて困り果ててしまうだろう。ヒトは、画鋲と注射を区別でき、画鋲が刺さったら飛びのくが、注射は痛いけれども我慢して受け入れるべきだと知っているから、上位から反射系への入力によって、反射を抑制している。

では、ある時気がついたら、いきなり知らない人が自分に注射を打とうとしていたらどうだろう？　心の準備もなく、状況も不明であったなら、飛びのくかもしれないし、少なくとも誰もが驚くだろう。

つまり、私たちは、「これからインフルエンザの予防注射をするのだ」ということを知っているから、看護師さんが新米で注射が痛かったとしても、見た目は何食わぬ顔をして反射をぐっと抑制することができるのだ。

このような高度な行動制御を実現するために、ヒトは、ミミズと違ってどのようなシステムを持っていなければならないだろうか。

いろいろあるだろうが、少なくとも必要なのは、意味記憶とエピソード記憶だ。まず、注射という概念を理解していないと話にならない。概念の記憶が意味記憶だ。それから、自分は今なぜ注射をしてもらっているのかという文脈を理解する必要がある。いつ何をしたかという文脈の記憶こそが、エピソード記憶だ。

エピソード記憶とは、自分の体験の記憶だ。したがって、ヒトは、「注射を打たれて痛い」という体験を記憶する必要がある（ミミズは、そうする必要がない）。つまり、（1）のケースは、「注射を打たれて痛い」という体験のエピソード記憶ができない場合だと言い換えることができる。

ふたたびゾンビ

次に進もう。（2）は、痛みのクオリアは感じていないが、指を反射的に動かすとともに、痛い、ということを体験する機能は持っていて、それをエピソード記憶に流し込むことはできる場合だ。

普通の人には奇妙で理解しにくいかもしれない。なにしろ、(2)は、体験してそれをエピソード記憶に流し込むという意識の機能は持っているが、それをクオリアとして体験するところの現象的な意識は持たない状態、すなわち、第1章で述べた哲学的ゾンビなのだ。「痛いですか」と聞くと、決してうそをついているのではなく芝居でもなく、痛そうな顔をして「痛くて痛くてたまりませんよ。ここがびりびりじんじんします」と言うが、実は痛みのクオリアを感じていない、というのが哲学的ゾンビだ。どこが痛いのですか、というと、「見ればわかるでしょう。この、血が滴り落ちている指先が、痛いんです」と顔をしかめるが、実は指先にもどこにも痛みのクオリアは感じていないのだ。

ここで誤解のないようにもう一度強調しておくが、ここで言っているゾンビはチャーマーズの言うゾンビではない。外から見ると完全に人とそっくりに振舞うが、実は心のクオリアは持っていない、古典的な方のゾンビだ。チャーマーズの言うゾンビは、脳の活動まで人と一緒で、クオリアだけ異なるゾンビだ。前述のように、私にはチャーマーズ流のゾンビは想像できない。

奇妙だが、このような古典的なゾンビはありえる。私が、「ロボットの心の作り方」(日本ロボット学会誌)という論文に書いたロボットの心とはまさにこのようなものだ。機能的な意識は持っているが、現象的な意識は持たない。なぜ、私が提案するロボットの心はクオリア（現象的な意識）を持たないかというと、残念ながら現在のところクオリアの作り方はわからないからだ。しかたがないので、ロボットには、クオリアがあるようなふりをさせているわけだ。

ロボットの心はコンピュータプログラムだからしかたがないとはいえ、指先がびりびり痛いとかじんじん痛いとか言っているのに、実は痛くもかゆくもない、という（2）の状況はなんとなくちぐはぐだ。もしも「痛い」というクオリアの作り方がわかっているのならば、指先に痛みのクオリアを鮮やかに作り出しておいたほうが、わかりやすい。「つるつる」や「ざらざら」といったような触感だって同じだ。「この布はなんて触り心地がいいんでしょう」というときに、ベルベットのような触感を人がリアルに指先で感じる場合と、ゾンビやロボットのように、実は「触感のクオリア」は感じていないという場合を比べてみていただきたい。

ゾンビやロボットは、「いやはや、本当に、触り心地がいい」とうっとりしているように見えるけれども、「触り心地がいい」という情報も、それを「指先に感じている」という情報も、脳（コンピュータ）の中で精密な情報としてきっちりと生成されているだけであって、彼らは現象としては感じていないのだ。

人間そっくりの機能的な触感をちゃんと生成しているならば、現象的な触感も、指先の鮮やかなクオリアとして同時に生成したほうが、良さそうなものではないか。

繰り返すが、ロボットが触感のクオリアを持たないのは、その作り方がわからないからだ。

もし、クオリアを作るのが簡単だったとしたら?

しかし、人間の場合、もしもそれが簡単だったとしたらどうだろう? つまり、「まさに指先にベルベットの触感を感じています」と言わせるだけの機能的な触感を脳が作り出せるのだとして、それを実際に指先にリアルに感じさせることがさほど難しくないのだったとしたら。

だったら、そうしたほうがよっぽど簡単だろう。触感を感じているのが、指先なのか、手のひらなのか、腕なのか、はたまたお尻なのか足なのかを言えるだけの情報がそろっているのだったら、その感覚を実際の身体には<u>り</u><u>つ</u><u>け</u>ておいたほうが、はりつけないで脳の中でマッピングしておくよりもわかりやすい。

実際、簡単だったのだろうと思う。なに? 今のところロボットの触感のクオリアの作り方はわからないといっておきながら、同じものを進化が作るのは簡単だったはずだとは、やけに無責任な言い方ではないか。こうおっしゃる方がおられるかもしれない。ここがまさに「心の哲学者」の指摘する点であり、議論の分かれ目だ。

心の哲学者は、どうやって作っていいのかわからないものはまだまだ解決困難な謎だ、という。

前提条件を明確にしておこう。

（2）では、「まさに指先にベルベットの触感を感じています」と言わせるだけの機能的な触感を脳が作り出せるのだ。ゾンビまたはロボットに、その触感について根掘り葉掘り聞いてみると、触感の微妙な感じも、それがどこにあるのかも、触感のクオリアを実際に感じている場合と全く同様に説明できるのだ。それは本当ですか、と聞くと、「本当に指先に触感を感じています。ウソではないです」と真顔で答えることができるのだ。実際、顔をゆがめて痛そうにするし、後になって聞くと、「あの時は本当に痛かった」とエピソード記憶をありありと述べることもできるのだ。「本当は感じていないんだよね」と気付いているわけではなく、本当だと思い込んでいるかのように答えられるのだ。なのに、本当はクオリアを感じていないのだ。

あなたがゾンビに、「機能的感覚は持っているけれども、現象的な感覚のクオリアは持たないような存在をゾンビと言うんですが、その定義を理解したうえで、あなたは自分がゾンビであることを認めないんですか？」と聞いたとしよう。するとゾンビは、「もちろんゾンビという存在を想像可能なことは知っていますが、私はゾンビじゃないですよ。何しろ、生き生きとした心の質感を、あなた同様、今ここに確実に感じていますからね」と答えるはずだ。「本当にクオリアがどんな感じかわかっているんですか？」

と、あなたがしつこく問いただしたとしても、ゾンビは、「あなたも私も明らかに感じている、この生き生きとした質感のことですよね」と答える。あたかも感覚のクオリアというイリュージョンを持っているかのようだ。

ここまで考えていくと、ゾンビはもはやクオリアを持っている人間と大差ないのではないかと思えてくる。裏を返せば、私達人間も本当にクオリアを感じているのか、疑わしくなってくる。

少なくとも、ゾンビと人間が過去を振り返ってクオリアを確かに感じたと言っている場合は、大差ない。どっちにしろ記憶に依存しているだけであって、間違いなく過去に体験したという確証はないのだから。また、過去にクオリアを体験したという記憶はあくまで記憶なのであって、それを今クオリアとして感じるわけではないのだから。ゾンビもクオリアを感じたという記憶はできるという問題設定なのだから、過去に関しては人間とゾンビは同じだ。

ご注意いただきたい。「過去に確かにクオリアを経験した」という記憶は、もはや記憶であってクオリアではない、ということを言っているのであって、「その過去のクオリアの記憶を今思い出している」というときの現在のクオリアのことを問題にしているのではない。

では、差は、現在のクオリアを本当に感じているかどうかということだけになる。しかし、現在というのがまた曲者だ。本来、現在は、何も感じる暇はないほどの無限小に短い時間だ。厳密には、短いも何も、長さがゼロなので、「現在」について何かを感じることはできない。そこで、一歩譲って、「現在」を有限な短い時間間隔に拡張すると、ざっと、零コンマ何秒前から現在までを、人間は仮に現在と感じていると定義してもいいのかもしれない。人が意識的に注意できる空間のサイズは注意の向け方や対象によって変わるように、現在と感じる時間間隔も、注意の向け方や対象によって変わるのかも知れない。

現在の話はまた後ですることにして、話を戻すと、ゾンビは、人間が感じている零コンマ何秒かの間の現在のクオリアを感じていないという点だけが、人間と異なるということになる。

しかし、このぎりぎりの差を感じないゾンビという発想そのものが、私には極めてまどろっこしいように感じられる。

つまり、現在の感覚のクオリアを、実は感じてはいないのだけれども、完璧に、感じているかのようにふるまうゾンビ（またはロボット）とは、なんともまどろっこしい存在ではないか。じれったい。

本当は触感のクオリアを感じていないのに、それを感じていると信じ込んでいるゾンビまたはロボット。なんて作りにくそうな、不自然な感じだろう。

だったら、いっそのこと、ゾンビの指先に、その痛みを本当に感じられるように作ってあげたくなる。

クオリアというイリュージョンを脳が作り出す場合

それが（3）だ。先ほども述べたが、もしも脳のニューラルネットワークが、さほど困難なく「痛みのクオリア」を指先に作り出すことができるのなら、まどろっこしいゾンビを作るより、実際にクオリアを作ってしまったほうが、手っ取り早いし、わかりやすい。まどろっこしくもない。

だから、脳の情報処理の結果として作り出された機能的な痛みに対応させて、脳はやはり現象的な痛み（痛みのクオリア）があたかも指先にあるかのように人に感じさせるようにできているのではないか、というのが私の主張だ。

クオリアの存在意義を、まどろっこしくてじれったいから、という説明で済ませてしまうのはあまりに乱暴で不真面目ではないか、とおっしゃる方もおられると思う。そこで、クオリアがイリュージョンと考えられることの別の説明（現在のクオリアが存在するとは考えにくいこと）をあとですることにして、ここでは先に進ませていただきたい。

いま、痛みのクオリアを、どんな感じにするかも、場所も、何もかも既にお膳立ては整えられている。だから、あとは、脳が、勝手にクオリアというものを作り出すだけだ。

いわばイリュージョンのような形で。

「心の哲学者」は、現象的な「痛みのクオリア」が物理現象に随伴するとは言えない、という。しかし、繰り返すが、クオリアが蜃気楼のようなイリュージョンなら、本当はないものがそう見えているに過ぎないので、物理主義からはみ出さない。なにしろ、イリュージョンなのであって、本当は存在しないのだから。

　チャーマーズのように、実際に存在しないものであるにしてはあまりにも生き生きとしていて、ないとは信じられない、という人がいるが、何しろ生き生きと感じるようなイリュージョンとして作られているのだから、そう感じられるのはいたしかたない。まさに、リアルに今ここにあるかのように感じるように、脳が作っているのだから、そう感じるのは当然というしかない。なにしろ、他のイリュージョンに比べ、極めてリアルに感じるように作られたイリュージョンなのだ。

　指先の皮膚の中には痛覚受容器や触覚受容器が埋め込まれている。指表面に針のような鋭利なものが接触すると、指の皮膚は大きく変形する。たまたま痛覚受容器の近傍の皮膚が大きくひずんだとき、痛覚受容器は神経インパルスを発射する。神経インパルスは腕から脊髄、脳幹を通って上昇し、大脳皮質に至る。大脳皮質の触覚野で、神経インパルスの頻度と周波数が分析され、これだけの頻度でこれだけの周波数の発火はこれだけの大きさのこの箇所の痛みだ、ということが決められる。

ここまでは生理学的な知見だが、よろしいだろうか。

あとは、その痛みの質感を、痛覚受容器のあった場所の近くの皮膚に感じた、と思い込ませるだけだ。

逆に、指先に感じる痛みのクオリアがイリュージョンでないとしたら何なのだろう？ 大脳で作り出された機能的な痛みを、実際の痛みのクオリアにどうやってつなぐのだろう？ 百年解けない謎のような気がしてくる。

イリュージョンであって本当はないと考えるか、百年解けない謎と考えるか。二者択一だ。私には、前者と考えるしか、答えはないように思える。

痛みは死んだ皮膚で感じる

しかも、考えてみていただきたい。痛みを感じるのは皮膚の表面だ。皮膚の表面は、角質層という、死んだ皮膚で覆われている。つまり、新しい皮膚は真皮と表皮の境目で作られ、約一か月かけてだんだん上昇し、表面に角質層として堆積するころには既に死んでいる。角質層は、皮膚を保護する層であり、表面の摩擦によって垢となり剝がれ落ちる運命にある。

そして、痛覚受容器は、角質層のある皮膚の表面ではなく、皮膚内部に配置されている。真皮と表皮の境い目あたりか、あるいはもっと深いところにある。それなのに、痛みを感じるのは皮膚の表面なのだ。死んだ皮膚の表面なのだ。死んだ皮膚の表面でクオリアを感じられるとは、まさに不思議だ（図7）。

『脳のなかの幽霊』（ラマチャンドラン著、角川書店・一九九九年）で述べられている幻肢の話は驚きを持って迎えられた。何しろ、何らかの理由で腕を失った人が、ないはずの手の痛みを訴えるというのだ。手がないのに、手が痛いとは、どういうことなのだ、ということが話題を呼んだ。

しかし、不思議なのは、腕を失った人の場合だけではない。普通の人だって、死んだ皮膚の表面が痛みを感じるのだ。手のないところに痛みを感じるのと、手の死んだ部分に痛みを感じるのと、大差はない。

これらの理由を説明できる方法は、二つしかない（本当は、心的一元論もありうるが、今は置いておこう）。

ひとつは、科学では（あるいは、物理主義の範疇では）解明できない（あるいはまだ解明されていない）謎と捉えることだ。チャーマーズの二元論のように。あるいは、霊魂や、私たちの知らない何か大きな力が働いているに違いないというように。

もうひとつは、人間はそのようなイリュージョンを体験するようにできている、という事実を受け入れることだ。手がなかろうと、手の皮膚が死んでいようと、脳がそこに痛みのクオリアがある、と錯覚させると決めたら、脳の言うように、そこに痛みのクオ

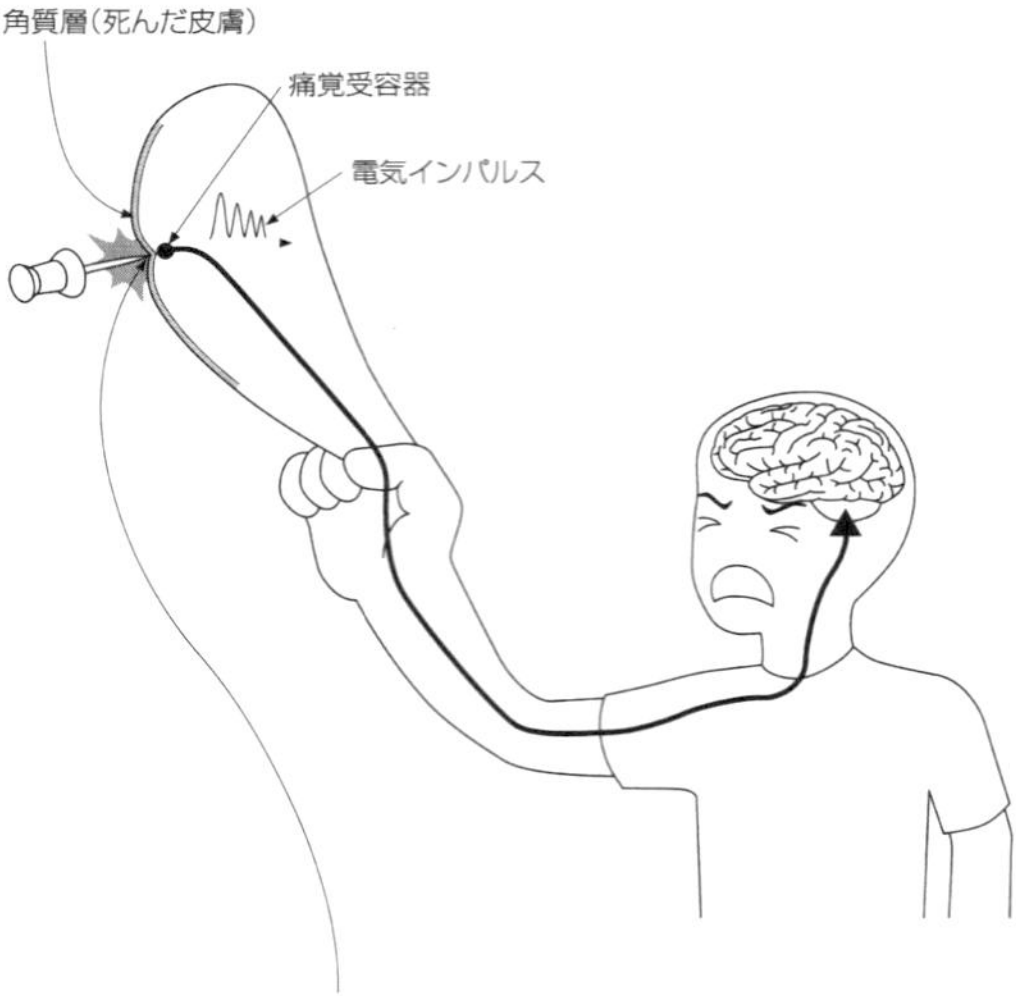

痛みのクオリアはここで感じる。ここには死んだ皮膚しかないし、近くには電気インパルスを発射する痛覚受容器しかないので、こんな所にクオリアが生じるはずがないのに。
脳に地図があって、「ここの受容器が発火したらそこに痛いというクオリアを感じること」という決まりが書かれているから(または解明不可能な謎)としか考えようがない。

図７　痛みのクオリアは皮膚で感じる

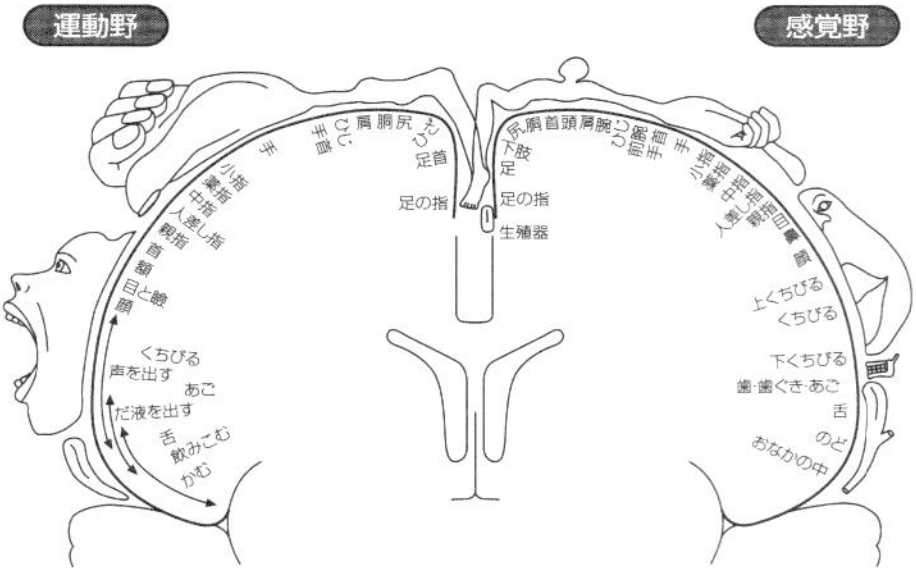

脳の運動・感覚中枢の位置に、そこがつかさどる身体部位を対応させて描いた模式図。ペンフィールドによる測定結果に基づく。

図8　ペンフィールドの図

リアを感じるように人はできている、と考えることだ。つまり、一元論の、物理主義の中での解釈だ。

脳のどこが感覚のクオリアを作り出すのかは明らかではないが、私は感覚野だと思う。なにしろ、そこには、身体のマップが作られていることが知られている。図8に示した、ペンフィールドの描いた絵を見たことのある方も少なくないのではないだろうか。カナダの脳外科医ペンフィールドは、患者の大脳皮質を電気刺激し、脳のどこが体のどの部分の感覚と運動を司っているかを調べた。この図は、その結果を、体の形に対応させて描いたものだ。脳のどこが体のどの部分の（機能的）触覚を司っているかをここで決めているのだったら、現象的触覚（触覚のクオリア）も、わざわざ別の

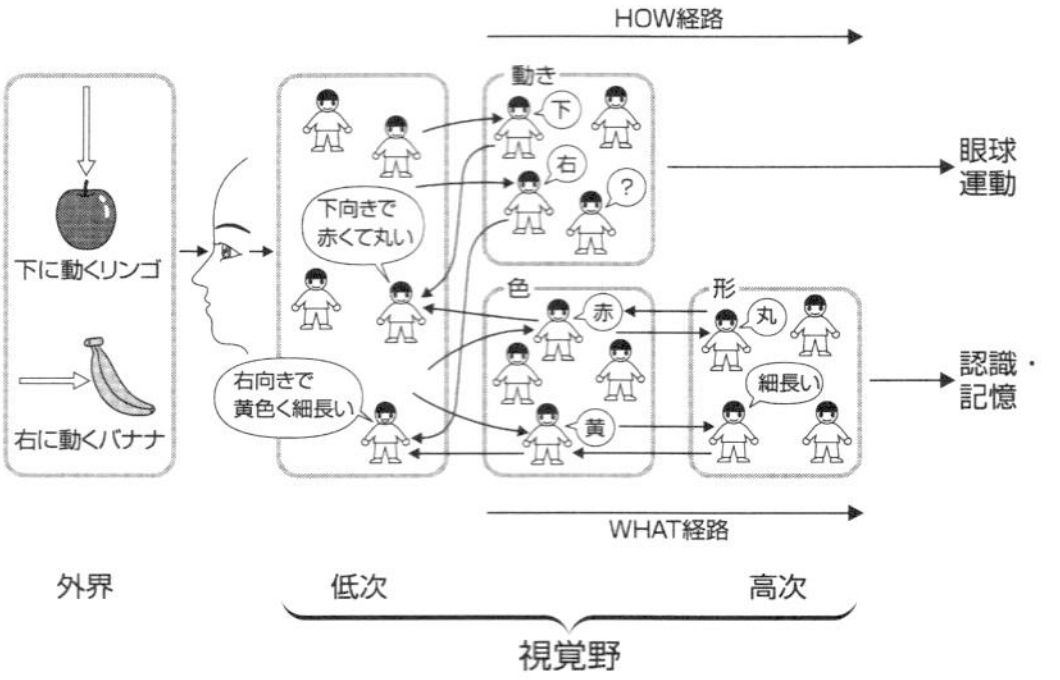

図９　脳の小びとたちが結び付け問題を解く方法

場所で処理せずに、ここで生成していると考えるのが妥当だろう。

結び付け問題の解き方

『脳の計算理論』（川人光男著、産業図書・一九九六年）には、結び付け問題（バインディング問題）がどのように解かれているか、ということが、視覚を例に書かれている。このことについて説明しよう。

図9に示したように、目の前に、下に向かって動く赤いリンゴと、右に向かって動く黄色いバナナがあったとしよう。私達がこれらを見たとき、私たちは瞬時に、下に向かって動く赤いリンゴと、右に向かって動く黄色いバナナだ、と認識できる。これはどのような情報処理の結果だろうか？

大脳には、色を認識する部分、形を認識

する部分、動きを認識する部分がある。したがって、色を認識する部分ではリンゴの赤とバナナの黄色を、形を認識する部分ではリンゴの円形とバナナの三日月形を、動きを認識する部分ではリンゴの下へ向かう運動とバナナの右に向かう運動を、それぞれ役割分担して認識するはずだ。ではこれらはどのように統合されるのだろうか？

リンゴに関連するものはリンゴに関連する情報処理結果だけをピックアップして、バナナに関連するものはバナナに関連する情報処理結果だけをピックアップして、それぞれ統合されなければならないはずだ。なぜなら、両者がごっちゃになってしまっていたら、それに続く処理——形と色からそれが何であるかを認識するいわゆるＷＨＡＴ経路や、運動を目や体で追うＨＯＷ経路——に情報を引き渡す際にリンゴとバナナが混同されてわけがわからなくなる。

したがって、色、形、動きを認識する部分と直接接続されたどこかで、それらの統合が行われていると考えるべきだろう。しかし、そのような場所は、あらゆる場所の情報を統合するためにあらゆるニューラルネットワークと接続されていなければならないことになり、そこがあまりにも万能な場所でなければならないではないか、というのが結び付け問題の困難さだった。

これに対し、『脳の計算理論』に書かれた解決策はすばらしい。なんと、統合をするのは、入り口の網膜に近い側ではないかというのだ。

私たちの一般的な固定観念として、情報処理は感覚器から高次処理系へと一方方向に進行するようなイメージを描きがちだ。川人は、そうではなく、図9に描いたように、低次視覚野のニューロンと、動きや色、形を認識する高次視覚野のニューロンとは双方向に接続されていて、情報は一方通行ではなく、行き来しているというのだ。つまり、図中、右に向かう方向が、結果から原因を推定する逆モデルを、右から左に向かう方向が、原因から結果を導く順モデルを表す。そして、統合は、順逆計算の結果、入り口側の低次視覚野で行われているというのだ。

この考え方は、クオリアについての直感と一致する。

つまり、赤いリンゴが落ちていくという視覚のクオリアは、目の前に浮かぶ感じがする。そんなクオリアの表示は、どこか視神経から遠い高次な場所で作り出されると考えるよりも、網膜の近くの神経で作り出されると考える方が、その場所で感じるという感じからも納得できる。

触覚も同様なはずだ。つまり、触覚受容器が発火すると、低次の触覚野が発火し、それに続いて、別の場所で「痛み」や「つるつる」や「やわらかさ」といった高次な情報が別々に作られるはずだが、それらは触覚野で統合されているはずだ。なぜなら、統合された触覚のクオリアは大脳皮質の触覚野の場所に対応した皮膚のある場所で感じるものなのであり、大脳の中で皮膚のマップが書かれているのは大脳皮質の触覚野しかないのだから、皮膚のある場所に皮膚感覚という幻想のクオリアを作り出すのに最も適した場所は、大脳皮質触覚野以外には極めて考えにくいからだ。

つまり、意識のクオリアのうち、触感のクオリアは、触覚野で作られていると想像するのが最も当たり前で簡単だ。

実際、ペンフィールドは、脳を電気刺激した結果、身体が何にも触れていなくても、触覚のクオリアが感じられたことを確認している（『脳と心の正体』法政大学出版局・一九八七年）。したがって、触覚のクオリアには明らかに触覚野が関与している。

ただし、意識の機能は受動的だという私の仮説によれば、意識は無意識的に作り出された情報の単純モデルなのであって、脳の様々な場所で作り出された情報がそのままクオリアになっているのではないと考える。なぜなら、あらゆる感覚のクオリアや、自己意識のクオリアがそれぞれ別の場所で作られているのだとしたら、そのままではそれらを意識として統合できないからだ。したがって、視覚野や触覚野で作られるクオリアはあくまで感覚のクオリアの無意識的な原型なのであって、実際にクオリアとして意識されるのは、受動的な意識に引き渡されてからだろう。

話がややこしくなったが、先ほどまで述べてきた、視覚や触覚のクオリア、というのは、ここでは、無意識下におけるクオリアの元型、という意味であって、実際に意識されるクオリアという意味ではないのでご注意いただきたい。

痛みは脳の大発明

ところで、感覚とは何だろうか。もう一度考えてみよう。

感覚とは、世界の物理的な状態を人が認識するためのものだと直感されるかもしれない。

イエスでありノーだ。

たとえば触覚の場合、触った表面が「つるつる」か「ざらざら」かを人は知覚する。「つるつる」「ざらざら」は表面の凹凸や摩擦係数、表面の弾性などに関連するから、確かに物体表面の物理的状態に関係する量を計測していると言えそうだ。しかし、何らかの物理量と一対一対応しているわけではない。もちろん、現象としての質感は、物理現象とはカテゴリーが異なるから、それが物理現象と一対一対応しないのは当然だが、そうではなく、機能としての質感も、実は物理的な量に対応するわけではないのだ。つまり、「つるつる」「ざらざら」という機能に対応する物理量はない。これは、ものを触ったときの質感のみについて言えることではなく、あとで見ていくように、感覚すべてに対して言えることだ。

たとえば触覚の場合も、「痛み」のような場合は、よりわかりにくい。「痛み」は触った物体表面の鋭利さに関係している。あるいは、指の皮膚のひずみ量に比例しているといえる。では、鋭利さという物理量を測っているのかというと、そうではない。むしろ、人間の皮膚の損傷具合を測っているといったほうがまだ近い。しかし、痛みは損傷度合いの指標である、というと、まだやはり何か違う気がする。もちろん損傷していなくても痛いが、それより何より、痛みは痛みだ。何らかの物理的な量と一対一対応するものではない。直感的にそう思える。

つまり、当然といえば当然だが、「痛み」などという物理量は宇宙のどこにも存在しない。痛みは、その機能も現象も、人間がそう感じると都合がいいから、進化のある段階で脳が発明した新たなものなのだ。手や羽と同様、生物に、それまでとは大きく異なる変化をもたらした、進化の発明品なのだ。

痛みがあると都合がいい、と書いたが、人間にとって、痛みのクオリアはいやだ。痛みは辛い。ガンなどの病気の痛みは耐えられないものだという。もっと日常的にも、腰痛やひざの痛みなど、歳をとってくるといろいろな痛みと付き合っていかねばならない。

そもそも、痛みは何のためにあるのだろうか。

私の定義が正しければ、痛みを意識する機能は、エピソード記憶のためにある。痛みは、痛かったというクオリア体験を明確に記憶しておくためにある、ということになる。そうではなく、痛みのように安全を担う感覚の場合、記憶より何より、まず体の損傷を知るため、という目的の方が先にくるように思える。痛覚がなかったとすると、指が切り落とされて血が滴り落ちていても、視覚によって見るまで気付けないことになってしまう。ということは、痛みのクオリアは、「エピソード記憶のため」ではなく、「損傷を知るため」のものであるように思える。意識がなければ痛みも感じないので、意識はエピソード記憶のため、ではなく、重大な体の異常を知るため、と。

しかし、何のために体の損傷を知るのかというと、傷口に処置を施すことと、損傷の文脈を把握することのためだ。

傷口に治療を行うといったような高度な処置を施すためには、いつ傷ができたから、どのような時間的順序で対処して行くべきか、ということを理解している必要がある。そのためには、意味記憶やエピソード記憶が必要だ。なぜなら、意味記憶がなければ怪我や治療という高度な概念を理解できない。また、エピソード記憶がなければ、いつ怪我をして、いつどこまで治療をしたのかがわからないので、高度な治療は行えない。

また、いつどこでどのように損傷が生じたのか、という文脈を把握する事は、次の時に同じような損傷に遭遇しないために役立つ。文脈把握にも、当然、意味記憶やエピソード記憶が必要だ。特に、エピソード記憶がなければ、いつどこでどのように怪我をしたのかという細かい文脈を記憶できないので、高度な対策は行えない。

逆に言えば、エピソード記憶をできない生物は、高度な対処を行うことも、高度な文脈を記憶することもできないので、体の異常の重大さに気付いたとしてもしょうがないのだ。

昆虫は痛いと感じない

それが証拠に、昆虫や爬虫類は、足や尾が切れても痛そうにしない。うらやましいことに、彼らはたぶん痛みのクオリアを持っていない。だから、足のちょん切れた昆虫を見ると私たちは痛々しくてかわいそう、と思うが、そのように擬人化して哀れむ必要はない。彼らが痛みのクオリアを持たないだろう理由は、仮に足がちょん切られた痛みを感じ、痛がって飛び跳ねることができたとしても、その結果、何らかの治療行為によって対処することはできないし、その体験を記憶して後の行動のために生かすこともできないからだ。

生物は、進化的に意味のある機能だけを獲得してきた。

もちろん、生物は意味のなさそうな器官や機能を持っていることもあるが、それは、進化の過程で意味のある器官や機能に付随して生じたか、既に役割を失った過去の生物の遺物であるか、どちらかなのであって、進化の淘汰圧の中、無意味な器官や機能が他の器官や機能と独立に単独で生じるとは考えにくい（これが、前にも述べたように、目的論的機能主義の基本スタンスだ）。

つまり、（目的論的機能主義に立脚すれば、）痛みのクオリアは、その後の行動のために意味のある場合——エピソード記憶に基づく高度な行動を行える場合——にのみ獲得されたはずなのであって、ただ痛がったって無駄な場合には獲得されていなかったと考えるべきだ。

痛みは、単に身体の損傷を知るためにあるわけではないのだ。

この結論は、私たち人間を複雑な心境に陥らせざるを得ない。

私たちは、「痛み」のクオリアが嫌いだ。できれば苦痛を感じたくない。なのに痛みのクオリアを感じてしまうのは、その体験をエピソード記憶するためなのだ。

一方、昆虫や爬虫類は痛みを感じなくてすむなんて、なんだかうらやましいではないか。不公平な感じがする。

ただし、ご注意いただきたい。昆虫や爬虫類は、痛みのクオリアを持たないのみならず、意識のクオリアすべてを持たないのだ。自分は生きている、と実感するこの自己意識のクオリアも、もちろん持たないのだ。心がない、と言ってもいい。

私たちが死にたくないのは、今ここにある自己意識のクオリアを失いたくないということなので、逆に言えば、昆虫や爬虫類は、ゾンビのように、意識のクオリアがすでに死んでしまっているかのような生物なのだから、うらやましがる筋合いはない。

つまり、皮肉なことに、私たち人間は、昆虫と違って喜びや楽しみや幸福のクオリアを感じられる代償として、苦痛のクオリアも感じるようにできているというわけだ。

ちなみに、痛みを和らげる簡単な方法があるので伝授しておこう。

さすればいい。

小さい子供にお母さんが「痛いの痛いの飛んでいけ〜」といいながらさすってあげると、子供は「痛いのが飛んでった」とけろっとしているが、子供の機嫌がよくなるのは、気がまぎれるからだけではない。

さすると、痛みを司るニューラルネットワークに対して抑制性の上位入力が伝わり、その結果、痛みが数十パーセント和らぐ。これは、ゲート・コントロール説と呼ばれ、生理学的な研究により古くから知られている。気がまぎれて痛みを忘れるだけではなく、実際に痛みが低減されるのだ。

実際、私の研究室でも実験してみた。ものを指の上に落としたときに、痛みが時間とともに減少していく様子を、VAS法（ビジュアル・アナログ・スケール法）という、スケールの両端を「無痛」と「最大の激痛」として被験者に提示し、しるしをつけさせるという簡単な方法で調べてみた。その結果、さすると確かに痛みの大きさ自体が低減した。また、被験者にあらかじめ運動をさせたり、計測中に運動させるなど、他のことに注意を向けるような状況に置くと、明らかに痛みのレベルは減少した。

もしかして、気がまぎれることよりも、物理的にさすることの方が重要なのではないかと思い、いろいろと条件を変えて実験をしてみた。

人が直接さする場合。人に操られたロボットがさすり、被験者は、人に操られたロボットがさすっていると正しく理解している場合。人に操られたロボットが触っていますよ、と被験者には言うけれども、本当はロボットが自律的にさすっている場合。ロボットが自律的にさすり、被験者も、ロボットが自律的にさすっていると知っている場合。ロボットが自律的にさすっていますよ、と被験者には言うけれども、本当は人に操られたロボットがさすっている場合。

ややこしいが、いろいろと試してみたところ、被験者が、人にさすられている、あるいは、人に操られたロボットにさすられていると思っているときに、痛みの軽減効果が大きかった。

たとえば、人がロボットを遠隔操作している場合に、ロボットが自律的にさすっていますよ、とウソをついたときよりも、事実を伝えた場合の方が、痛みは軽減された。また、同様に、ロボットがウイーン、と自律的に動いている場合に、事実を伝えた場合よりも、このロボットをヒトが操っていますよ、と被験者にウソをついてだましたときの方が、痛みは軽減されたのだ。

つまり、物理的にさすることも重要だが、人が触ると思うことによる精神的な安心感が重要らしい。

したがって、大人も子供も、「痛いの痛いの……」とおまじないをいって、さすったり他のことに注意を向けさせたりすれば、痛みを和らげることができるのだ。

サブリミナルな触覚

ここまで、意識にのぼる触覚のクオリアについて述べてきたが、今度は、無意識的な触覚について考えてみよう。

専門的な話になるが、触覚は把持力《はじりょく》の制御に関わっている。

実は、この分野は私の専門の一つでもある。重さのわからないコップや、かたさのわからない豆腐を、ちょうどいい力で持つように把持する力を調整する機能が把持力制御だ。人間は、おもしろいことに、必要最小限の把持力の一・二倍から一・四倍という、ちょうど強すぎず弱すぎない力を加えてものを持つ事ができる。把持力の制御には、指の表面と物体との間に局所的なすべりが生じているかどうかを感じ取る触覚が重要な役割を果たしている。

おもしろいのは、ここで使われるのはサブリミナルな触覚だという点だ。サブリミナルとは「閾下《いきか》」の、つまり、意識にのぼらない、という意味だ。つまり、把持力を制御する際に、人は、指の表面と物体との間にどのくらいの局所的なすべりが生じているのかを意識できない。意識できないにもかかわらず、明らかに把持力制御のために使われているという点がおもしろい。

つまり、触覚は、意識下のみならず無意識下でも、生物の安全を守っている感覚だということができる。意識できる欲求とは関係ないところでも、触覚は使われているということなのだ。

ところで、無意識のうちに使っている機能は、なんとなくゾンビの話と似ている。ゾンビは、現象的な意識は持たないが、意識の機能は持つ存在だった。ゾンビは、意識のクオリアは持たないが、「生き生きした意識のクオリアを私は本当に感じています」と言えるだけの意識の機能は持っていた。

しかし、ここでいうサブリミナルな触覚は、把持力制御という機能のために存在はしているものの、機能的な意識とはかかわっていない。無意識下の触覚の場合は、機能的な意識すら持たないのだ。

私の定義が正しければ、意識の機能はエピソード記憶のためにある。局所的なすべりはエピソード記憶できないので、やはり機能的意識ともかかわっていないというべきだろう。

では、「つるつる」「ざらざら」は意識できるのに、重さや滑りやすさが不明の物体を把持する際の、指と物体の間の局所的なすべりはどうして意識できないのだろうか？

それは、原始的な行動制御用だからだろう。人間の中の、昆虫や爬虫類的な部分だと言っていいかもしれない。

私達が意識はできないけれども、触覚受容器で検出され使われている例は他にもある。触覚の感度を評価する方法に、二点弁別閾《べんべついき》というのがある。皮膚上の二点を押してみて、二点が押されたと感じるか、あるいは一点と感じるかを調べるのだ。つまり、意識下で二点と感じる最小の間隔を調べるわけだ。この間隔のことを二点弁別閾と呼ぶ。二点弁別閾は、たとえば指先では一・五ミリメートルから二ミリメートル程度。背中やお尻では五センチメートル以上になる。

しかし、私たちは二点弁別閾よりも細かい凹凸を感じ取る事ができる。たとえば、指先で感じ取る事のできる「ざらざら」な表面の凹凸ピッチは、一・五ミリメートルよりもはるかに小さい。つまり、私たちが意識できないような情報が、サブリミナルな触覚として利用されているのだ。

これは、二〇キロヘルツ以上の音を、人は音として意識する事はできないが、しかし、意識できない超音波も耳から取得されていて無意識的に利用されている事とよく似ている。このような聴覚の話はまた後で述べる事にしよう。

触り心地のクオリア

私は、もともと「美しさ」とは何かに興味があったので、以前、盆栽の美しさの研究をしていたことがあった。シンメトリーな形状の盆栽を好むグループと、そうでなくアシンメトリーなものを好むグループとがいることがわかるなど、それなりにおもしろく、奥が深かった。一方、最近は触り心地の研究をしている。

美しさと触り心地。一見異なる研究領域のようにも思えるが、実はよく似ている。風景や絵画、盆栽などの美しさは、視覚で感じる美しさだ。音楽は聴覚で感じる美しさ。

では、触覚で感じる美しさ、というものはあるのだろうか？　少なくとも、そのような表現はない。

そこで、視覚や聴覚で感じる美しさとは何かを振り返ってみると、精神に対し、安らいだというか、癒されるというか、幸せなというか、何か独特のポジティブな感情や気分のクオリアを励起する作用だ。このように考えると、「美しい触覚」とは、触覚の心地よさのことだと言っていいのではないだろうか。逆に、絵画や音楽の心地よさとは、美しさとほぼ一致する概念のように感じられる。

同様に、おいしい味覚、いいにおい、というのも、視覚・聴覚の美しさと、触覚の心地よさと対応していると考えられる。

五感が出揃ったところで、私が最近興味を持っている触覚の心地よさの話をしよう。他の四つの感覚の場合も相似な構造をしていると考えられる。

色々な種類のものを、多くの人に触ってもらって、心地よいか、安らぐか、爽快か、つるつるか、ざらざらか、など、さまざまな感覚についてのアンケートに答えてもらった。その結果を解析したところ、人は大きく分けて二つの概念を軸に触感を感じているらしいことがわかった。「安心因子」と「爽快因子」だ。これはなかなか面白い。

マズローによれば、生理的欲求の次に原始的なのが、安全・安心の欲求だった。安定を望む保守的な感じだと言ってもいいだろう。したがって、触覚の心地よさのうち、安心因子は、触って安全・安心であることを確認する感覚だと言っていいだろう。

安心・安全が満たされた後の段階は、前述のように、「所属・愛情欲求」「承認欲求または尊重欲求」「自己実現欲求」と進んでいく。「自己実現欲求」あたりまでくると、変化を起こしてそこで自分がより良くなる事を目指すことになる。爽快、とは、新しい刺激を受けることによって心地よさを感じる様なので、こちらに対応していると考えられる。安心・安全が保守的だったのに対応して、こちらは革新的だと言える。右寄りと左寄りの感覚のバランスが取れて、はじめて心地よさが感じられるということなのだろう。

カリフォルニア工科大学の下條信輔先生が、以前、人の心は「親近性」と「新規性」を求めるとおっしゃっていたことがあった。これとも対応する。すなわち、安心因子が親近性に、爽快因子が新規性に。

日本の社会ではまわりと調和し思いやりのあることが大切にされ、アメリカの社会では独立して独自のことを行う個人であることが重視される傾向があるが、このことも安心因子と爽快因子に対応しているように思える。

世の中の様々な事柄が、この図式に書けることが面白い。感覚の本質にかかわっているからだろう。

(3) 味覚・嗅覚——世の中には存在しない「甘み」をなぜ感じるのか

最も原始的な感覚

つつかれたら引っ込む、という触覚は原始的な感覚だと述べたが、味覚の方がより起源は古いと言われる。

味覚は、自分に接した物質が何であるかを化学的に分析する働きだ。

一方、触覚は、物質からの刺激を物理的に分析する働きだ。

こうして比べてみると、単に進入してきた物質を分子レベルで分析する装置の方が、自己の変形を分析する装置よりも原始的だと思える。なにしろ、動物のように移動する前から、植物だってやっていることだ。

したがって、味覚は生物が獲得したもっとも古い感覚器官なのかもしれない。嗅覚も同様だ。味覚は液体中の物質の状態をモニタするのに対し、嗅覚は気体中の物質の状態をモニタしている、ということなのだろう。

さて、では、味覚や嗅覚はどのような量を検出しているのだろうか。触覚は物理量だったが、味覚や嗅覚は化学量だ。では、カルシウムが何パーセント、カリウムが何パーセント、というように、化学成分分析をしているのかというと、そうではない。

味覚は、「甘さ」「辛さ」「しょっぱさ」「すっぱさ」「苦さ」という五つの基本的な要素を検出しているのだと言われる。日本人は、これらに加えて「うまみ」も感じている、という話もある。

これは、化学的な量そのものではない。「痛み」が皮膚の変形と関係していたように、「甘さ」は化学的な量と対応してはいるけれども、「甘さのクオリア」は、何らかの化学量のような無機質なものではない。舌の上にふわ～っと広がる甘さにうっとりしたり、アメリカのケーキが甘すぎることにぞっとしたりするクオリアは、化学分析器よりもはるかに豊かな質感にあふれている。

この「甘い」という感じは、決して自然界には存在しない。糖分という化学成分は身体のエネルギー蓄積のために有効だから、「糖分」という化学量として知覚するのではなく、「甘さ」というポジティブな味覚として感じるように、脳の情報処理機構が決めたことなのだ（甘いものが嫌いな人にとってはネガティブだろうが）。

つまり、たぶん先天的に、私たちの脳は、「甘さのクオリア」というものを私たちが感じるように、プログラムしているのだ。

アリは、甘いものが好きだが、「甘さのクオリア」を感じているわけではないと思われる。したがって、「甘いものが好き」なのではなく「糖分が好き」というべきだろう。いや、「好き」ということを意識するときのクオリアも持たないだろうから、「好き」という表現も擬人化しすぎだろう。「糖分を見つけ出して巣に運んだり食べたりする」というつまらない表現しかできないと考えるべきだろう。

甘さは世の中には存在しない

これは、「痛み」の場合と同様だ。もちろん、痛みは身体の安全のためにネガティブ、甘さはポジティブ、という違いはあるものの、脳が、本当はどこにも存在しないそのような感じを、身体に付与するように働いているという意味では同じだ。

つまり、前にも述べたように、触覚の場合と同様、味覚や嗅覚のクオリアは、物理的・化学的な量とは一致しない。

また、物理・化学現象としては、舌の先に「甘さのクオリア」が生じるわけがない。舌の先には味覚受容器があるだけだ。機能的な味覚である「甘さ」という意味は、大脳の味覚受容野で作り出される。なのに舌の先に味覚が感じられるのは、死んだ皮膚や腕のないヒトの幻肢に痛みが感じられたのと同様、「舌の先に糖分がこのくらい触れたら、このくらいの甘さを舌の先に感じること」という決まりが脳の中に書かれていて、その決まりに従って「甘さのクオリア」というイリュージョンを私たちが感じているとしか考えようがない。

ここでは甘さについて述べたが、苦味や、しょっぱすぎるときのしょっぱさ、すっぱすぎるすっぱさは、痛みと似たネガティブな感覚だ。甘すぎるときの甘さもそうかもしれない。いずれも、多かれ少なかれ苦痛を伴う。

ちなみに、「辛さ」をつかさどる味覚受容器は「痛み」の受容器と同じものだと言われている。つまり、味覚でいう辛さと触覚でいう痛みが対応しているのだ。

このように考えてみると、味覚はマズローの欲求の階層でいうと、「安全欲求」に関わっていることがわかる。腐ったものや毒の入ったものを食べると身に危険があるので、危険から身を守るという働きを持つわけだ。

もちろん、「おいしいものを食べたい」という食欲にも関係するので、もっとも下層にある「生理的欲求」にも深く関わっている。

おもしろいことに、おいしいものを食べるときには必ず飲み込む。味を感じるのは舌だから、舌で味わって、それで満足して吐き出したってよさそうなものだが、料理の味見以外ではそうする人はいない。味覚は生理的欲求（食欲）に強く関係しているということができる。

私たちは、どんなに腹いっぱいでも、最後の一口、と思って味わったあとで、必ず飲み込んでしまう。既に腹がいっぱいで肥満を気にしているのなら、味わっては吐き出す、ということを繰り返したほうが合理的なはずなのだが、どうも、味覚は、飲み込むということとセットになって成り立っているらしい。

したがって、味覚が、触覚と同様、生物の古くからの営みに大きく関わる感覚であることは間違いないだろう。

味覚は、原始的な感覚であるわりには、私たちにとって逃れがたい。

グルメが一番の楽しみ、という方もおられるのではないだろうか。以前、中国で、中国人たちと会食した時に、中国人にとって何よりも大事なことはおいしいものを食べることなんだよ、と教えてもらったことがある。

中国人でなくても、おいしいものを食べているときは至福のひとときだ。

美食家で有名なある日本の実業家は、株の取引の不祥事で何か月か拘置所にいたが、久しぶりに出てきたら、コンビニの弁当でも何でもうまいので、しばらくは高級料理を美食三昧する必要がないと言ったという。シャバの飯はうまい、というやつだ。

おいしく食べる方法

痛みは時間が経ってもあまり慣れないが、味覚や嗅覚はしばらく経つと慣れる。これを順応という。適応ともいう。英語でいうと adaptation だ。もちろんこれは味覚や嗅覚に特有なものなのではなくて、視覚だって明るさに慣れるし、聴覚や触覚だって同様の特性を持つ。いずれも、慣れた方が人間にとって都合がいいから、慣れる。

好きでない食べ物だって、それしか食べられないときには無理やり慣れるしかないし、臭いところに住んでいるのだったら、やはりそれに慣れるしかない。外国に行くと、欧米でもアジアでも、国ごとにそれぞれ独特のにおいがある。アメリカも、中国も、なんだか町中から独特のにおいがして最初は閉口するのだが、すぐに慣れてしまう。日本にも日本のにおいがあるのかもしれないが、日本人にはわからない。

家もそうだ。自分の家の臭いにおいにはなかなか気がつかないので、気をつけたほうがいい。体臭や口臭も。

そういえば、欧米人にとっては味噌汁は臭いらしい。はじめて聞いた時にはショックだった。

納豆が臭いと感じる人がいるだろうことは、日本人にもわりと容易に想像できる。誰のまわりにも、一定数の納豆嫌いがいるからだ。

しかし、私たちの慣れ親しんだ味噌汁が臭いとは、意外だった。癖のある匂いなどほとんどしないではないか。それに、味噌汁が嫌いという日本人などみたことがない。

これがまさに慣れなのだ。

味噌は発酵食品であって、納豆やブルーチーズと同じように、慣れない人には臭いにおいと感じられる場合があっても全く不思議ではない。それなのに、私たち日本人は、味噌汁の味に幼いころから親しんできたために、味噌汁が臭い食品だなんて気付きもしない。私の場合、小さいころに、チーズは臭くて食べられなかったというのに。

話を戻すと、私たちがおいしいものを食べたい、と感じるのは、なんてはかない欲求なのだろうと思う。何しろ、どうせ慣れてしまうのだ。

私は納豆が好きで、人生最後の食事に何を食べたいかと聞かれたら、迷わず納豆ご飯と答える。

しかし、何年間も毎朝食べていたら、さすがに飽きてきて、一番に好きというほどではなくなっていた時期があった。そのころ数週間イギリスに行く機会があり、毎日イギリスの大学で出されるまずい食事を食べていたある日、アジア食材店で納豆を見つけ、何週間ぶりかで納豆ご飯を食べたことがある。そしたら、涙が出るほどうまかった。なんと、私がこれまでに食べたすべての納豆の中で、あの日本から輸入されたらしい冷凍納豆が、一番うまく感じられた。その納豆は、冷凍されて空輸され時間が経っていたため、解凍するとややスカスカな感じになっていたにもかかわらず、だ。

つまり、おいしいかどうかは、食材だけに依存するのではない。自分の状態に大きく依存する。最近食べたかどうか。それに慣れているか、飽きているかどうか。それから、もちろん、腹が減っているかどうか。つまり、おいしいものを食べる、という幸せは、実は皆が知っている条件に容易に左右される。言い換えれば、かなりコントロールできる。

なるほど、時々食べればいいんだ。

私はそれで学習し、納豆を毎朝食べるのではなく、二、三日に一度にした。そうすると、飽きずに大好物の状態を保っている。

そういえば、他の何人かの日本人と、スペインで食事していたときのことを思い出す。ロボティクスの国際会議に参加していたときのことだ。私たちは、いろいろと注文し、食事を楽しんだ。ワインも飲み、腹いっぱい食べ、ご機嫌だった。皿もグラスも空になったので、さあ、そろそろ行きましょうか、とウェイターに会計をお願いした。店に入ってからちょうど一時間だった。

そのとき、隣の席に座っていたラテン系の団体も、ちょうどウェイターを呼んだところだった。彼らもちょうど私達と同じ一時間前に店に入ったのだが、彼らは何と、ようやく食前酒を飲み終えて、メインディッシュを頼むところだった。

彼らと私たちは、お互い相手の団体の状況に気付き、一緒に大笑いした。お互い酔っていたのでちょっとしたことにも笑える心の準備ができていたのだが、それにしても、一緒に店に入ったのに、こっちは食べ終え、向こうは食べ始めるところだったのはおもしろかった。あまりにも典型的な日本人とラテン人のパターンだったことがおかしくて、陽気に短い会話を交わしたのが楽しかった。

ラテン系の人たちは、おいしい食事のしかたをよく知っている、と思った。腹が減っているのに、一時間も食べずに飲んでいたら、空腹感は高まるに違いない。それに、酔っているときは食べ物がうまい。酒席の最後のお茶漬けや、酒席のあとで行くラーメン屋の味が上手くて、ついつい食べ過ぎてしまうのは、酒好きならば誰もが知るところだろう。

さすが、人生を楽しむのが上手いラテン人は、夕食が遅くて長いが、ただ長いのではないのだ。味覚を最高の状態に持っていく秘訣を、文化として知っているのだ。店の雰囲気もすばらしかったが、彼らは私たちの倍以上の時間、あの心地よい空間を味わっていたというわけだ。そういう意味でも、スローライフというのか、ゆったりとした生活は優れているといえる。

話をもどすと、つまり、味覚のクオリアなんて、所詮、世界には存在しないイリュージョンであり、しかも慣れると感覚が鈍るし食事調整によっておいしさをコントロールできるようなたわいのないものなのだ。なんともはかないもので、諸行無常を感じる。

味の記憶

触覚のところでも述べたが、食べ物がおいしいかどうかを決めるのは、味覚、嗅覚、触覚の三つだ。したがって、嗅覚も味覚と同じような役割を果たしていると考えるべきだろう。

嗅覚は、アロマセラピーのように、癒し効果があるといわれる。もちろん、おいしいものも、触り心地のいいものも、美しい景色や絵画も、音楽も癒し効果があるので、感覚はすべて癒しに関わっているといえるだろう。癒しという言葉を昔はあまり使わなかったが、最近は頻繁に用いられる。

マズローの欲求の階層の中で、癒されたい、という感じはどこに入るのだろう？

触覚のところで、美しさや心地よさについて書いた。美しさや心地よさは、安全・安心の欲求に深くかかわっているらしいのだった。

癒されたい、というのは、日頃のストレスから開放されたい、リフレッシュしたい、ということだから、やはり、広い意味での「安全欲求」に関わっていると見るべきなのだろう。

また、触覚のところで、感覚は「安心因子」と「爽快因子」に分類できる事を述べた。においにも、癒されるにおいと、爽快な感じのするにおいとがあるに違いない。

逆に、いやなにおいもある。五感を比べてみると、いやな触感、いやな味、いやな色、いやな音もある。味とにおいが不快な場合は強烈だ。生命を脅かすからだろう。

要するに、嗅覚と味覚は、安全欲求に深くかかわった、快不快に敏感な感覚だと言えるだろう。

ところで、私には、食べ物の味の記憶はあまり鮮明ではないように思える。先ほど、食べ物の味は味覚、嗅覚、触覚により決まると述べたが、皆さんは味には敏感だろうか？

実を言うと、私は、あまり味覚の選別能力に自信がない。おいしいかまずいかに無頓着というわけではないし、それなりに何がうまいかを食べ分ける能力はあると思うのだが、「これは何の味か」を区別する能力には自信がない。

以前、友達の家でのパーティーで、ビールの飲み比べをしたことがあった。国産ビールや発泡酒から海外の有名な黒ビールまで、十種類くらいのビールを番号の書かれたコップに入れ、どのビールの銘柄が何かを当てるというイベントだ。

私は、どれが何なのかはさっぱりわからなかったが、それでも味の違いは少しはわかった。うまいかまずいかはこのイベントの趣旨ではなかったのだが、飲み比べていたら、うまいビールがあった。そこで、そのビールの番号をこっそりメモしておいた。せっかくの機会なので、どれがうまいかを知ろうと思ったのだ。

ふたを開けてみると、ショッキングな結果が待っていた。いや、利き酒の結果は、はじめから自信がなかったので、散々な結果だった事に気を落としはしなかった。それよりももっとショックだったのは、一番うまいと思ってチェックしておいたビールが（実はビールではなく）、いつも家で飲んで慣れ親しんでいた、某国産メーカーの発泡酒だったのだ。

なんと安上がりな私だろう。いつも飲んでいた安い発泡酒が一番うまかったなんて。自分は価値のわからない愚か者だという気がして、何だかばかばかしさに笑うしかなかった。

しかし、考えてみるとこれこそ人間のすばらしさかもしれない。

何しろ、いつも口にしているものをいいと思うわけだ。人間の環境への適応能力のすばらしさの片鱗なのかもしれない。

ついでにいうと、タバコの区別もだめだった。

アメリカに留学していた二十代のころ。当時はまだ、タバコは健康に害があるのかないのかと議論されているような時代だったので、私も、今とは違い、気楽にタバコをすっていた。そのころ、私は、マルボロ、キャメル、ケントなど、アメリカのタバコを五種類くらい買ってきて、味の違いがわかるかどうかひとりで試してみたことがあった。たぶんタバコ好きの人には信じられないといわれるだろうが、なんと私には全く区別が付かなかった。銘柄の箱を見て吸っているときには、やっぱりマルボロはうまいなどと思っていたのに、ラベルをはずすとさっぱり区別できなかったのだ。

触覚も鈍い。私の研究室では触覚の研究をしているので、布や紙や金属を触り比べる心理物理実験をしたりするが、私が被験者をしてみると、差があまりわからず、結果がばらついてしょうがない。このため、学生たちは誰も私に被験者をさせてくれなくなってしまったほどだ。

そういえば、私は、嫌いな食べ物はほとんどないし、妻が作ってくれた食べ物は何でもうまいと思っていたが、これは単に味覚が鈍いだけなのだろうか？　まあ、世の中、知らなくてもいいこともあるので、この問題についてこれ以上追究するのはやめておこう。

ただ、大学時代には美術部に所属して絵を描いていたし、卒業後、カメラメーカーに務めて以来、写真を撮るのも好きだし、色彩感覚や構図の構成のしかたにはそれなりに自信がある。プロ級とは言えないかもしれないが、その辺の人よりは絵も写真もうまい自信がある。だから、単なる感覚音痴というわけではないと思う。

味覚や触覚により区別する能力と、視覚情報を構成する能力と、何が違うのかと考えてみると、前者は知覚結果の区別であり、後者は知覚結果を用いた能動的な構成能力だ。だから、何かを外から受け入れる能力は劣るが、受け取った少ない情報から何かを作り出す能力は長けている、ということなのかも知れない。

私は、記憶力も悪い。漢字や英単語や社会科のもろもろのことを覚えるのは、ものすごく苦手だった。しかし、概念の全体像をつかみ、輪郭を漠然と理解するのはわりと得意だ。つまり、感覚と同様に、何かを外から受け入れる能力は劣るが、受け取った少ない情報から何かを構成する能力は長けているのかも知れない。

考えてみると、脳は一千億個という限られた神経細胞から成るので、何かが得意だと、他の何かが苦手なのは妥当だろう。

秀才と言われる人もいるが、そういう人も何かは劣っているはずだ。逆に、頭が悪いと思っている人も、たぶんテストで出されるような形式の勉強が向いていなかっただけで、実は何か別のことがものすごく得意なのに違いないと思う。

私が行っていた高校は受験校で、東大にいとも簡単に現役で受かった友人もいた。私は彼よりもはるかに記憶力が悪かったので、当時は自分のばかさに自己嫌悪を感じたものだ。しかし、私にも今こうしてそれなりに生かせる能力があるところを見ると、やはり、能力は一つの軸で測ってはいけないと思う。テストという一つの軸で人間を測る受験戦争なんて、大間違いだ。

話がそれたが、言いたいことは触覚のときと同じだ。

味覚や嗅覚や美的感覚を感じる能力は、我々が思っている以上に個人差が大きいのではないだろうか。記憶力や思考力の個人差は受験やテストで測られるために赤裸々だが、考えてみれば、感覚知覚だって、少なくとも全国一斉模試の得点分布くらいに、大きなばらつきのある正規分布になっていると考えるべきなのだろう。ところが、味覚や嗅覚の鋭さを偏差値化する必要性もないために、私達はその個人差をあまり意識せずに生活しているに過ぎないのではないだろうか。

（4）聴覚——相手の話し声が口元から聞こえる不思議

空気の振動の検出器

次に、聴覚について考えてみよう。

聴覚は触覚から派生したのではないかと考えられる。なぜなら、触覚受容器の中には振動を検出する受容器があり、聴覚も振動の検出だからだ。

触覚受容器には、指に何かを押し付けたままにしているとき、押し付けた感じを検出する受容器と、数十ヘルツまたは数百ヘルツの振動に対してもっとも敏感な受容器など、四種類の受容器があることが知られている。

しかし、いずれも、物体と接触した皮膚の振動を検出することによって、「つるつる」「ざらざら」や局所的なすべりを検出するものなのであって、空気の縦振動を音のように検出することはできない。空気の振動によって皮膚が振動した場合、触覚受容器で振動を知覚することはある。ボディーソニックがそうだ。しかし、ボディーソニック（身体音波）という名前ではあるが、身体の触覚受容器で音を聞いているというのではなく、体にずんずんと振動が伝わる、という感じだ。

　これに対し、聴覚は、耳から入ってきた二〇ヘルツから二万ヘルツまでの空気の振動を検出し、両耳の情報を使って音源の位置を同定するとともに、音色や母音・子音のクオリアを生成するものだ。

　触覚と違って、音の高さ（周波数）の違いを認識できる。

　聴覚の検出原理は以下の通りだ。空気の振動が、鼓膜の振動に変換され、さらに耳小骨を通って、内耳にあるカタツムリ状の蝸牛に伝わる。そして、蝸牛の中にある基底膜の振動が、ここに並んだ、硬い毛の生えた有毛細胞で検出される。基底膜のうち、どこが振動するかは周波数ごとに違うので、結果として、様々な周波数の振動を、周波数帯域ごとにフィルタをかけて検出する事に相当する。

　ここで、あたりまえのことを強調しておきたい。耳で検出されるのは、音源で発せられた空気の振動ではなく、あくまで、耳のところに伝わってきた空気の振動という物理量に過ぎないということを。耳は、耳のある場所において、何ヘルツの振動がどのくらいの振幅でどのくらいのタイミング（位相）で起こっているか、ということを検出しているに過ぎない。そのような検出器が、顔の両側にそれぞれ一個、あわせて二個あるというわけだ。

　それらの振動は、脳幹を経由し、大脳皮質の聴覚野に送られる。

要するに、触覚は皮膚の変形や振動を検出する感覚だったが、聴覚は、耳に伝わってきた空気の振動を、耳の振動に変換して検出する感覚だというわけだ。

重要なのは、では、どうやって音源で音が鳴っていると感じられるのかという点だ。それは、大脳皮質の聴覚野のおかげだ。

聴覚野はたいしたものだ。単なる両耳の振動から、二つの音の位相差や、周波数特性の特徴によって、音源の位置や、音の質感や、言語としての音を作り出すことができるのだ。つまり、逆モデルだ。二つの耳の時点でこのような振動が生じたということは、音源の位置はここのはずであり、そこで発せられた音を総合するとこのような音色であったはずだ、というように、結果から原因を推定する計算が瞬時に行われている。

耳は、結果として伝わってきた振動を検出することしかできないのだから、あきらかに、そこから原因であるところの音源の挙動を逆算するしかない。原因であるところの音源の位置や音色など、直接計測していないのだから、直接的には知る由もない。明らかに、耳に伝わった別の信号から、時間を逆にさかのぼって、推定しているとしか考えようがない。

しかも、これまでに述べたのは、機能的な音の話だ。

「痛みはこのような感じであって、それは指先の死んだ皮膚に感じられているはずだ」あるいは「甘みとはこのような感じであって、それは舌の表面で感じられているはずだ」という、痛みや甘さの場合と同様だ。

痛みや甘さのクオリアが衝撃的なのは、これらの情報が、実際にリアルにクオリアとして指先の死んだ皮膚や前肢を失った人の手のひらや舌の表面にマッピングされるという点だった。そこには近傍に痛覚や味覚の受容器があるだけで、「痛み」とか「甘さ」とかいった情報は明らかに大脳が作ったものであるはずなのに、クオリアとして感じるのは脳から離れた身体表面だという点だった。

聴覚はさらに劇的だ。

なにしろ、空気の振動は、二つの耳の基底膜の振動に変換され、そこにある有毛細胞で検出されているに過ぎないはずなのに、なんと、会話相手の話し声は相手の口元から聞こえるのだ！

耳では耳に届いた空気の振動を検出しているだけなのに、音のクオリアは、音源から聞こえるのだ（図10）。

この事実の衝撃をご理解いただけただろうか。

「会話相手の話し声は相手の口から聞こえる」なんてあたりまえだ、と思われた方もおられるかもしれない。

逆に、「『会話相手の話し声は相手の口から聞こえる』なんて、これまであたりまえだと思っていたが、なんて衝撃的なことだったのだ！」と思い知った方もおられるかもし

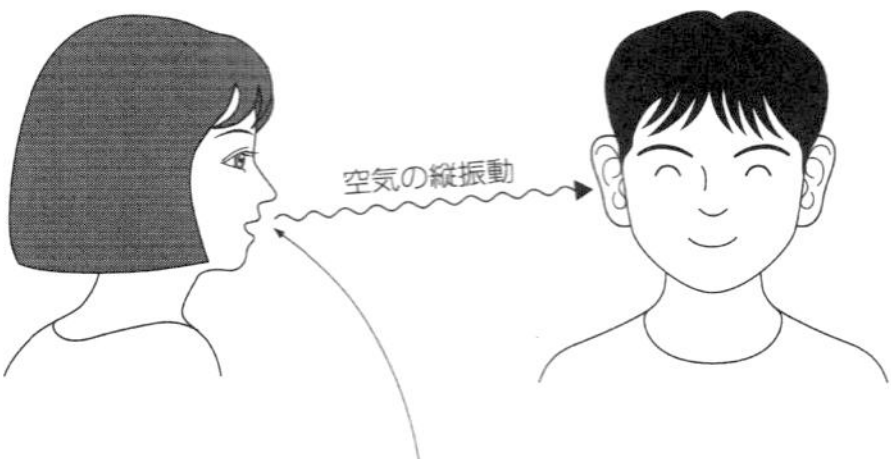
人の声のクオリアは、耳にでも脳にでもなく、ここにあると感じられる。ここでは空気の縦振動が発せられているだけなのに。脳が音源の位置と音源の音のパターンを逆検知して(つまり脳が逆問題を解いて)「音源の所に音色のクオリアを感じる」ことにしているとしか考えられない。

図10　人の声のクオリアは口元にあると感じる

れない。

私の場合、ある日突然その事実に気付き、愕然としたのを覚えている。

誤解のないように述べておくが、この衝撃は、クオリアというもの自体の存在に気付いた時の驚きとは全く異なる。クオリアに気付いた時の驚きを強調される方がおられるが、それは、相手の話し声が聞こえたりその他の感覚刺激を受け取ったりしたときの、その感覚の質感自体の不思議さに対する驚きだ。アフォーダンスの概念を理解した時の驚きとも異なる。アフォーダンスについて理解した時に世の中の見方が一八〇度変わる、という方がおられるが、それは知覚対象自体が性質を持っていることへの驚きだ。これらとは全く違って、感覚器を感覚の受容器、脳を感覚の認知器ととらえるという科学的な考え方が、私達が実感する聴覚のクオリアの説明のために使えると認めたときに導かれる結論に対する驚きだ。

よろしいだろうか。そもそも、「音」などという物理量はないのだ。明らかにないあるのは空気の縦振動だけだ。

しかも、私たちの二つの耳は、耳に伝わってきた空気の振動を検出しているに過ぎないのであって、耳の有毛細胞が振動を検出した時点では、その音源がどこにあるかとか、それを逆に解析するとどんな音色かとか、何を言っているのかとか、原因を知ることは不可能なのだ。

原因を知ることは、脳のニューラルネットワークでの演算があって初めて可能になる。

さらに、「音源の位置のクオリア」や「音色のクオリア」の計算方法は、「痛みのクオリア」や「甘さのクオリア」のときと同じはずだ。脳が、音源の位置はこのあたり、音色はこんな感じで、イリュージョンとして指定された場所に生じる、というルールに従ってクオリアを生じさせていると考えられる。

衝撃的なのは、なんと、自分の身体から離れた音源の位置にクオリアが生じるという点だ。

「耳で音を聞く」というが、そうではない。人は、音を聞くとき、耳から聞こえたと感じるのではなく、音源の位置から聞こえたと感じるのだ。

ラマチャンドランの幻肢は、手のないところに手の痛みを感じるから不思議だ、ということになっているが、聴覚の不思議さはこれと同じだ。何と、耳も脳もない所から音が発しているかのようなクオリアを、私たちは感じているのだ！　脳が作り出したすばらしい音楽の音色のクオリアは、なんと、身体を離れて、音源の位置に存在するように感じられる。これは不思議だ。手のないところや、死んだ皮膚の表面に「痛み」のクオリアが感じられたのと同様だ。

同様というより、さらに不思議と言ったほうがいいかもしれない。

何しろ、痛みの方は、せいぜい、死んだ角質層の表面や、手があったら届きそうな、本来手があった位置で感じる。これに対し、音の方は、身体から何十メートルも何百メートルも離れたところからも聞こえるのだ。脳が、身体をそこまで拡張したイメージを、私達に感じさせているということもできよう。

音などという物理量が存在しないところに、音のクオリアを感じるということは、そのようなクオリアがそこに生じたかのようにイリュージョンとして感じるように、私たちの脳ができているからとしか考えようがない。私にはそう思える。

マズローの欲求の階層説に従うと、聴覚ももともとは安全のために生じたものだろうと推測できる。大きな音は、何らかのエネルギーが、物体間の衝突などによって空気の振動エネルギーに変換された事件を表すからだ。もちろん、言葉を発明した人類においては、情報の入力手段である点が重要だが、それは生物の進化史上、最後のころのできごとに過ぎない。さらに、現代においては、聴覚は、自己実現などの高度な欲求も含むあらゆる欲求に関与していると考えるべきだろう。

サブリミナルな聴覚

音には単音と複合的な音がある。

単音とは、ある特定の周波数のみを含む正弦波状の空気の縦振動のことだ。

したがって、単音のラの音とは、四四〇ヘルツ（あるいはその約数または倍数）の周波数成分のみを含む、ピーッといった響きの人工的な感じのする音だ。聴力検査（標準純音聴力検査）のときにヘッドホンから聞こえる小さな音。あれが単音だ。

一方、ピアノ、バイオリン、ギター、トランペット、木琴、そして肉声のラの音には、それぞれ違った音色がある。それは、単音ではないからだ。単音とは異なり、四四〇ヘルツの整数倍の周波数など、いろいろな周波数の音を含む。ラなのにラではない音を含むとはなんだか奇妙だが、本当なのだからしかたがない。普通の楽器の音や人の声は、いろいろな周波数の音が複合的に混ざることによって、まろやかな様々な音色を呈しているのだ。

私たち人間が聴力検査のときに聞こえたと意識できる音の範囲は、二〇ヘルツから二〇キロヘルツだといわれる。言い換えれば、人間は、二〇キロヘルツ以上の単音を意識することはできない。このため、二〇キロヘルツ以上の音を超音波という。

おもしろいのは、音としては意識できない二〇キロヘルツ以上の超音波の成分をカットした音楽を聞くと、音に敏感な人はカットしない音との違いを明らかに認識できるという点だ。これは不思議だという人もいる。何しろ、意識もできないような高い周波数の音をカットすると意識できる音楽の音色が違って聞こえるというのだ。

だが、私は不思議だとは思わない。意識できないからといって、脳の無意識の小びとたちのところに届いていないというわけではないと思うからだ。超音波は、たまたま意識される必要がないから意識できないようになっているだけであって、無意識的な情報処理には使われていたとしても何ら不思議ではない。

実際、色々な周波数の混ざった音から高周波成分をカットすることは、波形のメリハリを丸めることだ。たとえば、図11（a）に示したように、ぎざぎざした三角波は最低次の周波数の三倍、五倍、七倍、……の高周波成分を含む。基本波が五キロヘルツだとすると、三倍の成分は一五キロヘルツ、五倍は二五キロヘルツだ。周波数が大きくなるほど振幅は小さくなる。もちろん、二五キロヘルツの成分は超音波領域にあるから人には聞こえない。しかし、図11（b）に示したように、二五キロヘルツ以上の高周波成分（超音波の部分）をカットすると、形のなまった三角形になってしまう。もしも一五キロ

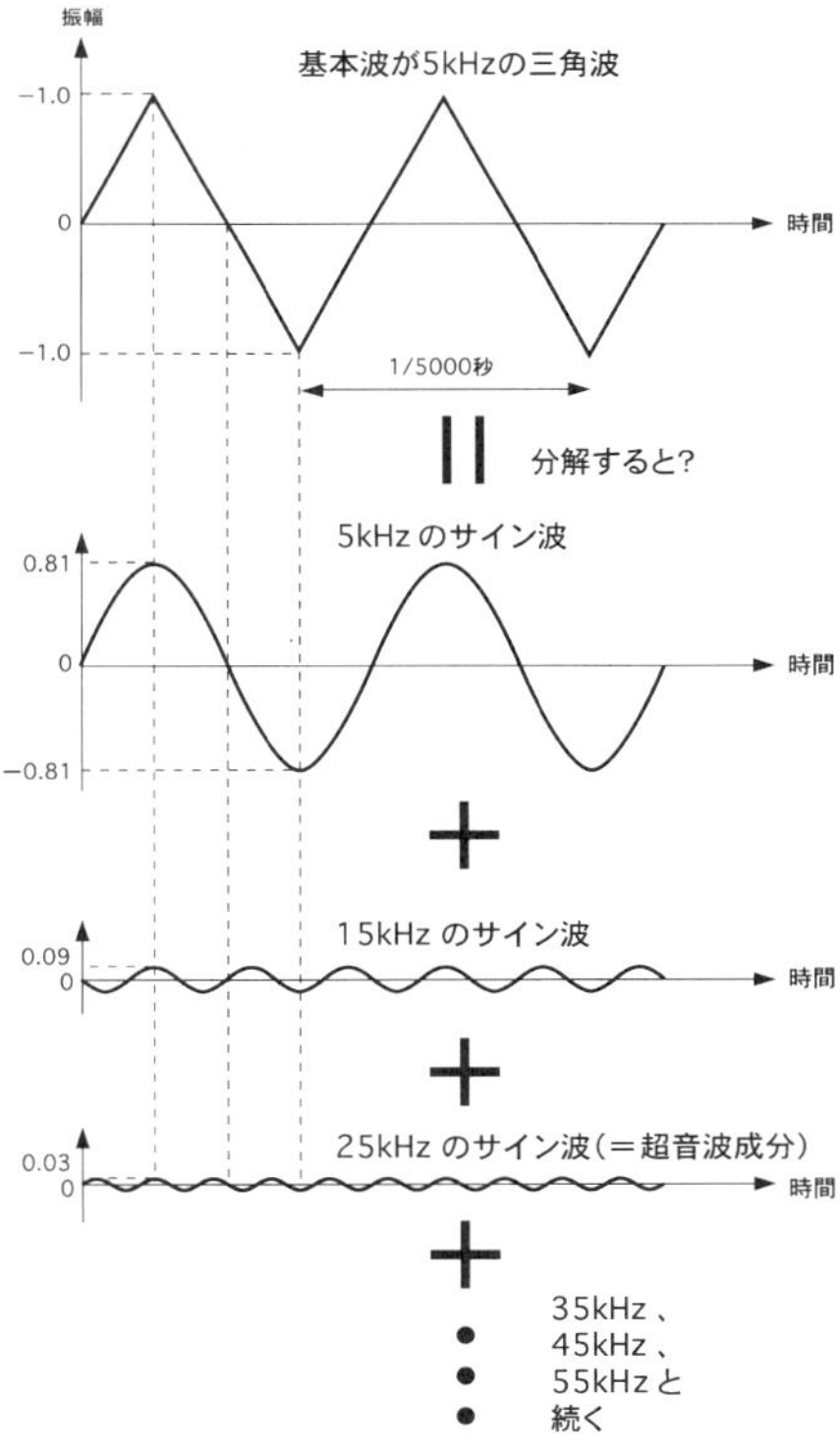

図 11 (a)　三角波のフーリエ級数

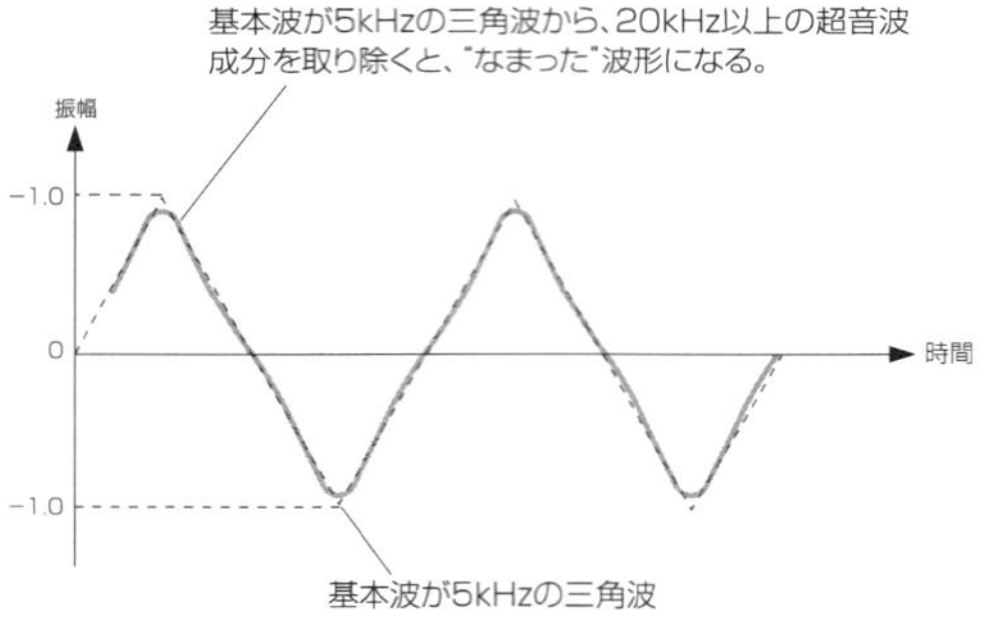

図11(b)　三角波から高次の超音波成分を取り除くとどうなる？

ヘルツの成分もカットすると、単なる正弦波になってしまう。直感的には、図11（b）の丸みを帯びた三角波と、元の角張った三角波の違いを人間の耳が感じ分けられないとはむしろ思えないのではないだろうか。したがって、超音波成分の単音が聞き取れないからといって、超音波成分が脳に届いていないというわけではないし、それの有無によって音質が変わるのは当然と考えるべきなのだ。

　前にも述べたように、触覚の二点弁別閾値も同じだ。二点弁別閾値とは、皮膚上の二点を刺激したときに、人がそれを二点だと知覚できる最小距離のことであり、指先では一・五ミリメートルくらいだが、背中だと五センチメートルくらいになる。背中になると意外と鈍いので驚くほどだ。しかし、触覚では、二点弁別閾値よりも細かい空間情報は取得されていないのかというと、それは違う。触覚受容器の空間密度はもっと高く、指先では〇・二ミリメートルおきくらいに配置されている。したがって、指先の二つの点を二つと意識できる感覚は一・五ミリメートルであっても、ざらざらな表面の質感を感じ取る際には、一・五ミリメートルよりも細かい情報が使われていると考えるべきなのだ。

サブリミナルな聴覚と触覚の例は、時間周波数と空間周波数という違いはあるものの、同じ構造をしている。

ということは、視覚も、もしかしたら同じかもしれない。視覚においても、赤外線や紫外線をカットすると、画像の質感が何か違うと感じる人もいるのかもしれない。

味覚や嗅覚だって同じだ。つまり、味やにおいとして意識はできないが、無意識的な情報処理にはかかわっているような味覚や嗅覚は当然ありえる。

ある実験では、意識下で知覚できないレベルのいいにおい（バナナのような酢酸アミル）と悪いにおい（いたんだバターのような酪酸）を被験者にかがせたところ、もちろんどちらもにおいを感じないと答えたという。ところが、どちらがいいにおいで、どちらが不快なにおいだと思いますか、と問うと、被験者はきちんと正解を出したのだという（リタ・カーター『脳と意識の地形図』原書房・二〇〇三年）。

いずれにせよ、意識できる感覚だけがすべてではないということは、十分認識しておくべきことだといえよう。

ところで、音という感覚は何のために生じたのだろうか。

触覚のところや癒しのところでも述べたように、心地よさや美しさは安全のために生じたと考えられる。音もやはりマズローの安全欲求のために生じたものなのではないかと推測できる。触覚と違い、離れたところで生じた衝撃音を知覚すれば、距離のある場所でのできごとを把握できるわけだから、安全のためには好都合だ。

暗い穴の中で暮らすコウモリや、やはり暗い海中で暮らすイルカは、視界を使えないから、音波のみならず超音波を高度に利用して、ただ音を聞くだけでなく、空間の形状をも把握している。これももちろん、安全のために発達したのだろう。分解能は視覚よりも劣るのではあるが。

なぜドミソは心地よいのか?

しかし、聴覚が単に安全のためのものなのだったら、音が聞こえればいいのであって、美しい音のクオリアなど感じられなくても良さそうな気もする。

他の感覚の話を思い出してみよう。

さわり心地の良いものや、味のおいしいもの、においのいいものは、生物にとって害にならないばかりか、好都合なものだという事を表す。これらとのアナロジーで考えると、美しい音のするものは、生物にとって好都合なものだということだろう。

確かに、音の周波数成分を分析してみると、物がぶつかるときのような衝撃音は、あらゆる周波数の音を含んでいる。テレビの放送が終わった後に見える白っぽい画像と、そのときに聞こえるシャーッという不快な音を、ホワイトノイズという。ホワイトノイズとは、全ての周波数を含む音や画像の事だ。あらゆる周波数を含む音が不快な事をおわかりいただけるだろう。

一方、音声や楽器の音は、先ほども述べたように、調和的にいくつかの周波数が整然と含まれている。人の声や楽器のラの音は、四四〇ヘルツの基本周波数に対し、二二〇ヘルツや一一〇ヘルツといった分数波成分や、八八〇ヘルツ、一七六〇ヘルツなどの高調波成分を含む。

和音が心地よいのも、調和的だからだ。ドミソのドとミとソは周波数比が四：五：六となっていて、数周期おきに位相が一致するから、美しく響く。

しかし、昔は楽器などなかったはずだ。ということは、美しい音を奏でていたものは、鳥や虫や動物の声だけだったということになる。

つまり、自然界にはもともと和音などなかったのに対し、生物の声は和音的だ。

したがって、仲間や、自分に害のない生物の声を聞き分けるために、美しさのクオリアは生じたものと考えれば納得がいく。はじめは安心のための感覚だった調和した音が、進化の過程で次第に高度化し、心の落ち着く美しさになっていったのだと考えられる。

もともとは安全のためだったとはいえ、おいしい料理や美しいメロディーのクオリアが存在していて良かったと思う。昆虫に生まれていたら、これらを感じることはできなかったのだ。

皮肉なことに、秋の日に日本人が耳にするコオロギの心地よい音色のクオリアを、コオロギ自身は美しいと感じることができないのだ（たぶん）。

もちろん、人間に生まれたから感じることのできた美しい音色やメロディーのクオリアは、世の中に存在しているわけではない。たまたま、周波数比が四：五：六とか、一：二：三になっている空気の縦振動が、重ね合わさって耳に届いているに過ぎない。これが聴覚野で加工され、美しいメロディーのクオリアというイリュージョンが作り出されているのだ。

(5) 視覚——色も明るさも存在しないのに、見えている

身体が最も延長される感覚

視覚も同様だ。

まず、視覚として感じる色や明るさという物理量は、世の中にはもともと存在しない。光というのは、誰もがご存知のように、波長が四〇〇ナノメートルから八〇〇ナノメートルまでの電磁波だ。電磁波とは、電場と磁場が電磁誘導の法則にしたがって互いに誘起しあいながら振動を伝達していく、真空中または物質中の波動の事だ(図12)。そして、明るさとは、電磁波の強度のことに他ならない。

太陽から地上に降り注ぐ電磁波の量は、波長四五〇から五〇〇ナノメートル付近が最も多く、波長がそこから遠ざかるにつれて減少するような凸型の分布になっている。つまり、最もエネルギー強度の高い部分がちょうど可視光なのだ。だから、地球上にあふれている電磁波が物体表面で反射した様子を知覚できるようにした器官が目だというわけだ。

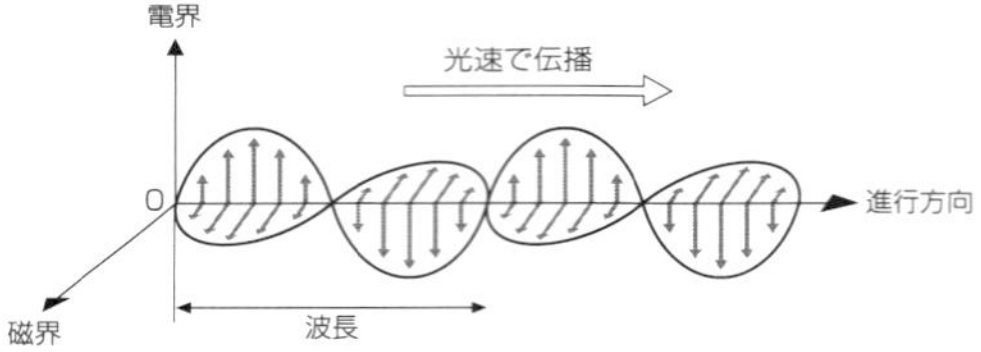

図 12　電磁波

人間や、目を持つ生物が出現する前の地球上の様子を想像してみていただきたい。

そこには植物が生い茂り、目を持たない原始的な生物がわがもの顔で動き回っていたに違いない。

しかし、目がなかった以上、光はない。もちろん、当時も、電磁波はあったが、それだけのことだ。私たちには携帯電話の電磁波は見えないが、それはその周波数が可視光の範囲外にあるからだ。誰も目を持たなかった時代には、携帯の電波と同様に、可視光の周波数の電磁波も、単に電磁波として行き交っていたに過ぎない。光という概念が存在しないのだから、当然、色もない。

もちろん、皮膚などに分布している温度受容器による温度の検出は、目の誕生以前にも行われていただろう。つまり、太陽からの電磁波（いわゆる可視光）の照射によって起こる分子運動の活発化（いわゆる温度変化）は、温度受容器という触覚受容器の一種によって、検出されていたと考えられる。しかし、それは要するに光の強さの検出に対応しているのであって、光の反射強度の分布によって作られる像の検出とはカテゴリーが異なる。

したがって、目の誕生以前の世界は、イメージとしては暗黒の世界だ。もちろん、暗黒という概念は、光という概念が世の中に出現したときにその対立概念として生じたのだから、暗黒という言い方はおかしい。暗くも明るくもなく、光や色のない世界、というのが正確だろう。

目を持つ生物が出現したって、状況は同じだ。物理世界には光のクオリアなどというものはなく、ただ電磁波が行き交っているに過ぎない。

それを、視覚受容器が受け取って、明度と彩度という情報を作り出し、そのパターンを視覚情報として脳が作り出すから、その結果として、やっと、私たちは色や明るさを見ることができるに過ぎない。

これは、考えてみると、触覚や聴覚と同様、衝撃的だ（図13）。

なんと、目の前には本当は明るさも色もないのに、脳は、目の前の明るい空間のイメージを、かくもリアルに作り出しているのだ。音のクオリアが音源にあるかのように巧妙に作り出されていたのと同様、いや、それ以上にリアルに、様々な目前の物体のクオリアが、あたかもそれぞれがその場所でその色とその陰影を持っているかのように、鮮やかに、まさに鮮やかに、作り出されているのだ。なんて豊かな視覚のクオリアであることだろう。

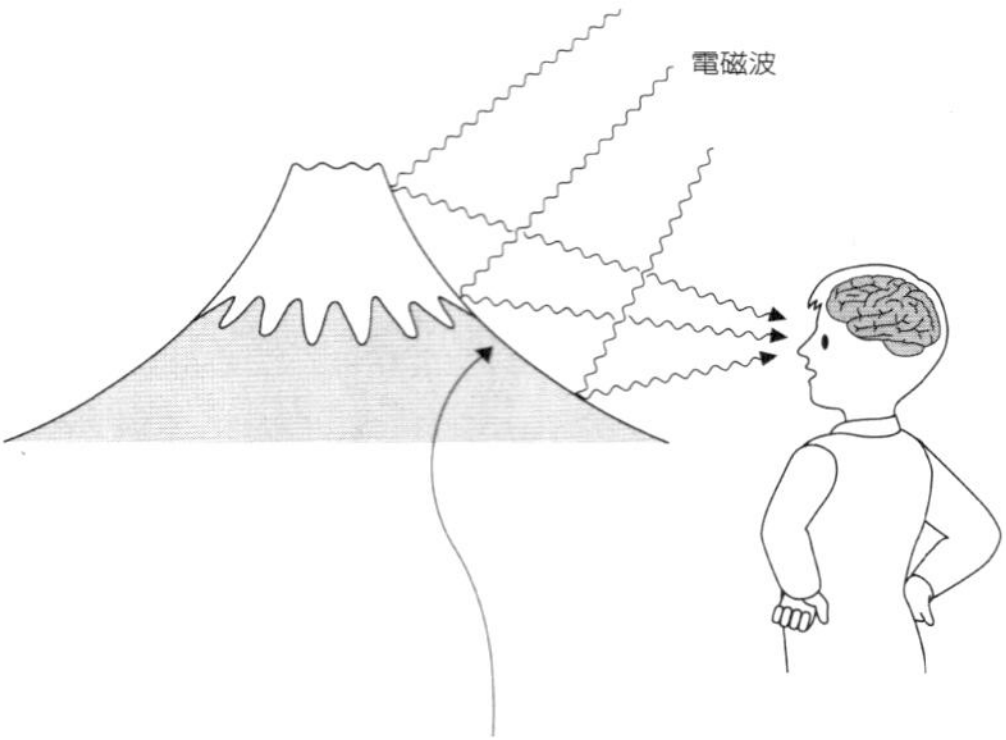

富士山の雄大な景色のクオリアは、目にでも脳にでもなく、ここにあると感じられる。なんと意識のクオリアはこんなに遠い所にまで拡大されているのだ。私たちの心のサイズは、私たちが実感する以上に大きい。夜空の星を見上げれば、心のクオリアのサイズは何万光年にまで拡大されているのだ。

図 13　富士山のクオリアは富士山の所にあるように感じる

繰り返すが、本当はこの目の前の空間に、色などという物理量は存在しない。いろいろな波長の電磁波が様々な物体に到達して様々に反射しているだけだ。それを、目と脳は、このように鮮やかに空間をペイントしなおし、現象的な視覚のイリュージョンとして表示しているのだ。なんて巧妙なことだろう。

しかも、クリアで三次元だ。視覚野は脳の中の多くの面積を占めているだけあって、視覚が作り出すイリュージョンは鮮明でリアリティーに富む。

そして、脳が作ったクオリ

アは、ものすごい広さを持つ。触覚の及ぶ範囲はわずか数メートル、聴覚はせいぜい数百メートルだったが、視覚がカバーする範囲ははるかに広い。地平線を見るときには数キロ、最先端機器で星を見るときにいたっては百億光年先まで、イリュージョンはカバーする。生物が視覚を獲得して以来、生物の身体の範囲はこんなにまで拡大したととらえることもできるのだ。

しかも、私たちは、「色」という奇妙なものまで感じる。そもそも、「赤」のクオリアなど、「痛み」や「甘さ」と同様、宇宙のどこにも存在しない。なのに、脳は、波長七〇〇ナノメートル付近の電磁波を、赤い色にペイントして私たちの脳の中のものすごく巨大なキャンバスに描き出す。

この衝撃を、読者の方々にもご理解いただけただろうか。

私たちは普通にものを見ていると思っているが、そうではない。色や明るさは目と脳が作り出したものであり、本来世界には存在しない。だから、目の前にこんなに鮮やかで巨大な空間が存在しているように見えているということは、ものすごいイリュージョンなのだとしか言いようがないのだ。

なぜリンゴは赤いのか

ところで、なぜ、燃える炎の色は赤、木々の色は緑なのだろう？

この疑問は誤解されやすいが、なぜ炎が反射する波長が七〇〇ナノメートルで、木々の緑が反射する波長が五〇〇ナノメートルなのだろう、というような物理的な疑問ではない。なぜ、七〇〇ナノメートルの炎の色が、このなんとも言葉では説明不可能な、燃える色であり情熱の色である「赤い色のクオリア」として目の前に描かれるのだろうか、また、五〇〇ナノメートルの木々の緑が、心地よい「緑色のクオリア」として目の前に描かれるのだろうか、という疑問だ。つまり、もともとは色などという概念とは無縁の七〇〇ナノメートルの電磁波が、なぜ人間には「赤い色のクオリア」として実感されるのか、という疑問だ。

暖かいものは赤っぽい暖色系、冷たいものは青っぽい寒色系、それから、目立つべきものは最も視認性のいい黄色っぽい色であることが、地球環境に適応しやすかったから、と答えたくなる。しかし、これは、疑問への回答ではない。なぜなら、暖色系の色が「赤い色のクオリア」に対応しているということの説明になっていないからだ。

答えは、痛みの時と同様だ。

脳は、宇宙のどこにも本来存在しない「痛み」というクオリアを、人に感じさせるように仕向けている。人は痛みというイリュージョンを感じるようにできているから、痛みを感じる。

同様に、脳は、宇宙のどこにも本来存在しない「赤」というクオリアを、人に感じさせるように仕向けている。七〇〇ナノメートルの電磁波は赤のクオリア、五〇〇ナノメートルの電磁波は緑のクオリア、というルールに従って、波長をクオリアに変換しているから、そう感じているに過ぎないのだ。進化の結果、人は赤い色というイリュージョンを感じるようにできあがったから、たまたま赤い色を赤い色と感じているに過ぎないし、それ以上の何ものでもないのだ。

私は子どものころ、犬がカラーを知覚できない、モノクロの世界に生きている、と聞いて、なんて不自由な生物なんだろう、と思っていたことを覚えている。私達がふつうに感じているこの鮮やかな色彩を感じられないとは、なんという目の機能の欠如なのだろう、と思っていた。今になって考えてみると、それは人間中心的な発想だったのであって、色彩のクオリアの感じ方の違いは、欠陥ではなく機能の違いに過ぎない。たまたま人間は、分光感度の異なる三種類の光受容器（錐体）を持っていて、それぞれが検出した異なる波長の電磁波を、対応した色のクオリアというイリュージョンに置き換えるという独特の能力を持っているから、色を感じられるに過ぎない。そういうルールが脳に書かれていなければ、もともと宇宙に存在しない「色」などというものを感じられないことは、別に何も不自然ではない。

むしろ、犬の方が自然だ。電磁波が強ければ明るく、弱ければ暗く感じるだけなのだから、わかりやすい。特定の波長の電磁波を、色という勝手なものに置き換える人間の視覚の方が奇妙だ。

もしも、色を感じる宇宙人がいたとしたら、赤い色のクオリアはたぶん人間とは違うと考えた方がいい。直感的には、痛みのクオリアが人間と似ていそうな気がするのと同様に、赤い色のクオリアはやはり人間と同じような鮮やかな赤い色であるような気はするものの、直感の原因は単なる擬人化に過ぎない。もしも実際に、どの宇宙人も波長七〇〇ナノメートル付近の電磁波を赤い色と感じるのだったとすると、クオリアと物理現象の間に、私達がまだ知らない何らかの関係があるということなのだろうが、私には、それはなさそうに思える。宇宙人の生活環境において降り注ぐ電磁波の波長分布は地球とは異なるはずだから、波長七〇〇ナノメートルの電磁波がそこで引き起こす現象の意味は、地球上の生物の場合とは異なるはずだからだ。もちろん、波長分布が似ていて、光合成をする生物も炎の燃え方も地上と似ているならば、宇宙人の脳も、炎を暖色系のクオリアに、植物を緑色のクオリアに、対応付けるように進化するのかもしれないが。

視覚のブラインドサイド

私は、左目の視力を失ったために左半分が見えない人の話をはじめて聞いたとき、どんな感じなのかイメージできないと思った。左半分が見えていないのに、左目だけ目をつぶったときのように半分だけ真っ暗になるのではなく、ただそちら側の視覚が無いよったりするというのだ。このため、左側に壁があることに気付かずぶつかってしまうに感じられるというのだ。

しかし、考えてみれば、私たちだって、後ろ半分は見えない。後ろが見えないから、後ろ側が真っ黒になっているという感じがするのではなく、視野の端のところでなんだか自然に視野が終わっているという感じがする。

もっといえば、片目を閉じた時、かなり努力しないと、片目の前だけが真っ暗になったとは感じない。やってみればわかるが、実は、左半分が見えない人と同様、ただそちら側の視覚が無くなったように感じられるのだ。

左目の前は黒く見えているはずだが、目のスイッチがオフになった感じで、右目にばかり意識が行ってしまい、黒い画像はなかなか見えない。

また、ご存知のように、目には盲点がある。しかし、私たちは、盲点の部分に焦点を結ぶものは見えないということを、日常的には全く意識できない。

さらに、エッジの強調など、視覚上の錯覚は、いろいろなものが知られている。縦じまばかりの部屋で育てた猫は横じまが見えない、という話もある。私たちの脳は、物体表面で反射した電磁波の特徴をそのままクオリアとして感じているわけではない、ということだ。

つまり、私たちは、本来、ありのままの世界を的確に見ているのではなく、私たちが備えている能力の範囲内で、それなりにベストを尽くして外界の情報を取得しているに過ぎない。私たちの視覚が現実世界そのものではないという証拠は、枚挙に遑《いとま》がない。

では、なぜ視覚は生じたのだろうか。

カンブリア期よりも前には、光を検出する器官を持つ生物はいたものの、レンズにより像を結んではいなかったと言われている。つまり、電磁波の量のスイッチしかなかったといえる。カンブリア期の生物多様性の大爆発が起こった際に、生物は光の像を結ぶ目を獲得したという。

では、目を持つ生物は皆、視覚のクオリアを持っているのかというと、そうではないと私は思う。

直感的には、昆虫も視覚のクオリアを持っているように思える。しかし、私は、昆虫は視覚のクオリアを持たないのではないかと思う。理由は、痛みのクオリアの話と同じだ。

昆虫の脳は単純であり、反射を中心とする生き方をしている。したがって、触覚受容器はあっても痛みのクオリアは持たないと考える方が妥当に思える。同様に考えれば、視覚受容器はあっても、視覚のクオリアは持たないと考えるべきなのではないかと思うのだ。

目を持っているのに視覚のクオリアは持たない生物を想像するのには労力がいるが、

そのように思えてしまうのは、宇宙人の赤い色のクオリアは人間と同じではないかと想像しがちであることと同様、私たちが物事を人間中心に捉えがちであるという傾向によるのではないか、と思う。

サブリミナル効果

無意識下の視覚といえば、サブリミナル効果が有名だ。サブリミナルな触覚や聴覚の話を前に述べたが、視覚の「サブリミナル効果」の方が有名だろう。本書でいう「サブリミナルな感覚」とは、意識できない感覚という意味なので、視覚の「サブリミナル効果」はそれよりも狭い意味だ。とはいえ、もちろん、「サブリミナルな感覚」に含まれるので、ここでは視覚のサブリミナル効果について考えてみよう。

日本とアメリカで採用されているNTSCという規格では、テレビの画像の周波数は約三〇ヘルツだ。要するに、一秒間に三十枚の画像が表示されていると考えればいい(ヨーロッパのPAL規格では五〇ヘルツ)。

このようなテレビ映像に、一枚だけ「コーラを飲め」「ポップコーンを食べろ」というメッセージの入った画像を入れておくと、テレビの前の人は、三十分の一秒間だけ提示された画像の情報に気付かないにもかかわらず、コーラやポップコーンについてのメッセージが無意識的に取得されて、コーラを飲みたくなったりポップコーンを食べたくなったりするというのだ。

これが本当なら、無意識下で購買意欲をコントロールできてしまう。このため、現在では禁止されている。サブリミナル効果は科学的には証明されていないとも言われているのではあるが。

意識と無意識といえば、周辺視は無意識だろうか。

私たちが目で物を見るとき、視覚画像はすべて意識下にあるような感じはする。しかし、周辺にある物には意識は集中していない。ということは、周辺視は無意識下だと言ってもいいような気もする。実は、見えているような気がしているだけで、本当は見えていないのだと言ってしまってもいいのかもしれない（哲学者フッサールは、これらを、主題的意識と非主題的意識と呼ぶ）。

触覚のところで、指と物体の間の局所的なすべりは無意識下で知覚されることを述べた。物体の動きを捉えるオプティカルフローは局所滑りと似ている。どちらも、時間とともに物体が動いていく様子を微分的に知覚する作用だが、微分画像を意識下で知覚することはできない。意識化はできないのに、無意識的に利用されて、物体の移動速度の計算や、把持力の調整に利用されているのだ。しかも、どちらも脇役のように、周辺で感じられている。

美しさとは何か

ところで、私は絵が好きだ。特にピカソやモネが好きで、彼らの絵を見ていると心の躍動や安らぎを覚える。しかし、考えてみれば、脳裏に浮かぶ絵の色彩や形状のクオリアは、実は脳が私にそのようなクオリアを感じさせてくれているものに過ぎない。また、私は、旅行が好きだ。世界中の国立公園や自然遺産を訪れ、見たこともない景色を目の当たりにすると感動する。地球は美しいと思う。しかし、感動的な景色のクオリアは、実は絵画同様、イリュージョンに過ぎない。美しい景色は、永遠でも普遍でもない。そう考えるとなんとも淋しいものではある。絵画や旅行という私の趣味も、本当は世の中に存在しない色のクオリアを楽しんでいるに過ぎないのだから。

絵画や景色を見て感動するのは、美しいからだが、視覚的な美しさとはなんだろうか。私たちは、なぜ、何のために、「ああ、美しい」という感動を覚えるのだろうか。

賢明な読者の方はもうお気づきだろう。視覚的な美しさのクオリアは、触り心地や、おいしい味や、いいにおいや、美しい音のクオリアと同様、発端は安全欲求に違いない。

人間の美しさは、子孫繁栄のために重要だ。美しい人間は、子孫を残す可能性が高いと考えられる。また、美しい景色は、平和で豊かな場所である可能性が高い。殺伐とした醜い景色は、生存に適さない場所である可能性が高いだろう。

つまり、美しいものは、安全で、体にとって好都合なものである可能性が高い。逆に、美しくないものは、身体に害がある可能性が高い。これらを見分けるための道具として、視覚的な美しさのクオリアというものが、脳によって発明されたというわけだ。

聴覚のところでも書いたが、私は人間に生まれてよかったと思う。安全のためというのが発端とはいえ、ピカソの絵や国立公園の美しさを感じる能力が備わっていて、よかった。

しかし、ピカソの作品や国立公園の景色の感動は、もはや安全や身の危険とは関係ない。

進化によって、体温維持のためだったはずの羽根が空を飛ぶために使えるようになったことや、前足に過ぎなかったはずの前肢が道具を操るために使えるようになったのと同様、安全のためだったはずの美醜感覚のクオリアが、人間の文化や感動をつかさどるために使えるようになったわけだ。すばらしい。

痛みというのは、身体の危険を体感するために脳が作り上げたイリュージョンだった。このクオリアのために多くの人は苦しまざるを得ない。一方、美しさというのは、美醜を体感するために脳が作り上げたイリュージョンなのだが、このクオリアのために、多くの人の人生にはいろどりと豊かさが加えられている。なんてすばらしいイリュージョンなのだろう。

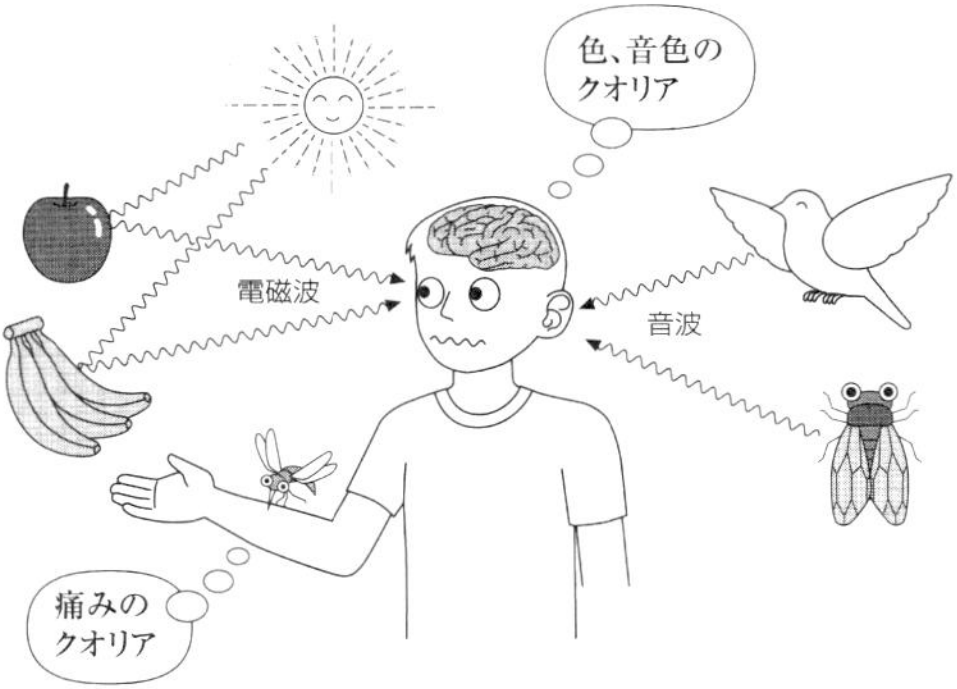

図 14　脳が感覚のクオリアを作り出す

五感はどれも世の中に存在しない

触覚、味覚、嗅覚、聴覚、視覚について、順に見てきた。その結果、痛みも、甘さも、匂いも、音も、色も、そしてそれらの心地よさや美しさも、自然界には存在せず、脳が作り出したイリュージョンであることを述べてきた（図14）。

五感がみな、環境認識のための道具ではなく、環境を理解するために脳が作り出した創造物だとしたら、では、世の中には何が存在するのだろうか。何も存在しないのだろうか。

色も音もないとしても、少なくとも物とエネルギーは存在していそうだ。比喩的に言えば、真っ暗で音もない世界に、物とエネルギーだけがうごめいている。

あなたの恋人が、目の前で微笑んで、甘い言葉をささやいていたとしても、ほとんどのことはそこにある事実ではなく、あなたの脳が作り出したものなのだ。

もちろん、あなたの恋人はそこに存在している。

しかし、あなたの恋人の筋肉が複雑に収縮した結果、顔の皮膚にある種の変形が生じ、そこで反射した電磁波のパターンをあなたの脳が受け取って、微笑みのクオリアを脳裏に作り出したに過ぎない。あなたの恋人の声帯が振動し、それが空気の縦波に変換されて空気中を伝わり、さらにあなたの耳の振動に変換された結果から、あなたの脳は、逆算して、甘い言葉のクオリアを作り上げたに過ぎない。

丸い顔としなやかな腕、隆起した鼻などの形状は、そこに存在しているように思えるかもしれない。しかし、視覚と触覚を持たない生物がいたとしたら、空間や形といった概念を理解することは難しいだろう。したがって、五感なしには、形とはいえない形しかないということになる。

物とエネルギーだけは存在するといったが、五感なしには、物とエネルギーの概念を定義することも理解することもできない。したがって、物とかエネルギーという名前を付けることもできない、物とかエネルギーとは呼べない、なんでもない何かしか存在しないということになる。

感覚がなければ、宇宙など、ないも同然だ。もちろん、名前の付けようもない「それ」は存在しているのだが、もはや存在しないのと大差ない。

(6) 再び二元論VS一元論

心身二元論

私たちが意識下で感じる感覚はイリュージョンだということを述べてきた、この章を終える前にもう一度、二元論の可能性について吟味してみよう。

なぜなら、意識がイリュージョンでないとしたら、物理現象とは独立な何かでなければならないからだ。

まず、哲学的二元論について考えてみよう。

痛みも色も、感覚性クオリアは世の中にはない。そんなものが心に生じることは不思議ではあるが、では、それらは、脳のニューラルネットワークにより作られたイリュージョンなのだろうか。それとも、そうとは考えられない謎なのだろうか。

以上が、物的一元論と、哲学的二元論と、どちらが妥当かという問いだ。もちろん、前に述べたように、この問いは形而上学に属すので、答えはない。読者の皆さんそれぞれに答えを出していただくしかない。

もちろん、私は、イリュージョンだと思っている。言い換えれば、感覚性クオリアは、本当はない。ないものを、脳があるかのように感じさせているものだということだ。

この問いについては、第3章でも引き続き考えることにしよう。

さて、宗教的二元論について考えてみよう。

死後、天国があったとしよう。そうだったらいいのに、と私も思うが。あったとしたら、という単なる仮定の話なので、以下の推測も、推測に過ぎないのだが、ちょっと考えてみよう。

天国があったとして、その世界にいる人は、身体がない。感覚器官もない。だから、感覚はないはずだ。逆に、死後も視覚などの感覚があるのだとしたら、生きている人の視神経や脳が視覚情報を作る必要はないことになる。なぜなら、死後の感覚というような便利なものがあるのなら、わざわざ脳というハードウエアでそれを実現する必要がないというものだ。死後に感覚があるのだったら、この現実に存在している感覚器官は何のためにあるのか、ということになってしまう。

幽霊は、身体はあるものの、感覚はなく、さわろうとするとすり抜けてしまうようなイメージがある。しかし、触覚は存在しないのに、視覚は存在するというのは不公平だ。触覚がないなら視覚だってないと考えたほうが自然だ。

神もガイアもそうだ。人格神や、人間と似たようなガイア（地球規模の生命体）がいるとしたら、先ほどと同じ理由により、感覚を持たないはずだ。要するに、感覚を持つためには物理的な感覚器官があるはずだからだ。

死後の世界や人格神やガイアが感覚を持たないのだとしたら、先ほど述べたように、世界は真っ暗で、静かで、名もない物とエネルギーがうごめいているだけの世界だということになる。そうだとすると、それが天国なのか？　と疑問がわくほどの、つまらないところのように思える。

もちろん、宗教的二元論を主張する人は、そもそも脳などなくても霊魂があるということを信じるわけだから、目という器官なしに色というクオリアが生じることも、簡単に信じられるのだろうけれども。

心的一元論

「物は存在せず、心のみが存在する」と考える立場、というのが心的一元論の一般的な解釈だろう。これは、直感的に受け入れがたい。なにしろ、いくら痛みも甘さも色も音も存在しないとしても、物やエネルギーはこの宇宙に歴然と存在していると考えられるからだ。また、脳は物質でできており、物質でできた脳に心が宿るのだとすると、心は物の枠内にあると考えられるからだ。

しかし、もう少し広く定義を考えたらどうだろうか。

つまり、「すべての事柄は物に帰着される」と考えるのが物的一元論で、「すべての事柄は心に帰着される」と考えるのが心的一元論だとしたら。

さきほど述べたように、五感なしには痛みも甘さも色も音も存在しないばかりか、物とエネルギーの概念を理解することもできない。物とかエネルギーという名前を付けることもできない、物とかエネルギーとは呼べない、なんでもない何かしか存在しないということになる。

現象学者の斎藤慶典先生と対談（『脳の中の「私」はなぜ見つからないのか？』収録・技術評論社・二〇〇七年刊行）した時の、先生の言い方を借りれば、なにも存在しないのと大差のない、「のっぺらぼうな世界」だ。

つまり、五感を含む心なしには、世界の何も語り得ない。したがって、「すべての事柄は心に帰着される」ということになってしまう。そう考えると、心的一元論は正しそうに思えてくる。

光の粒子性と波動性みたいだ。

光は、粒子だと思って観測すると、粒子らしく振舞うし、波動だと思って観測すると、波動らしく振舞う。すなわち、光電効果は光を粒子と捉えなければ説明がつかないし、光の干渉や分光は波動と捉えなければ説明がつかないのだ。そして、粒子は物体で、波動は現象だ。

物的一元論の立場から見ると、心はイリュージョンであり、物体しか存在しない。一方、心的一元論の立場から見ると、考えれば考えるほど物の存在の確からしさは失われていき、最後には心という名前さえもカッコに入れた純粋意識——現象的な意識——しか残らなくなる。

このことは引き続き考えることにして、次へ進もう。感覚性クオリアがイリュージョンなら、志向性クオリアもイリュージョンなのか、という問いだ。

第3章

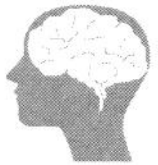

主観体験というイリュージョン

(1) 感覚遮断タンク

内的感覚も幻想か

外部の情報を取得した結果、様々に感じる五感はイリュージョンだ。第2章では、このことを順に見てきた。

痛みも甘さも音楽も色も、みんな物理世界には存在しない脳の発明品であり、脳が意識のために、感覚性クオリアを鮮やかに表示しているのだった。

外からの感覚のクオリアがイリュージョンだとしたら、内側からの感覚である志向性クオリアの方は、何なのだろう? こちらも、イリュージョンなのだろうか?

私と同じような疑問を持った科学者がいた。外部からの感覚的な刺激をすべて遮断すると、人間はどのように感じるのだろうか? ということに興味を持った、アメリカのリリー博士だ。

前に述べたように、外部からの五感情報をすべて取り去るということは、体の外側の世界の事が何もわからなくなることであり、心の世界は中だけで閉じた世界に陥らざる

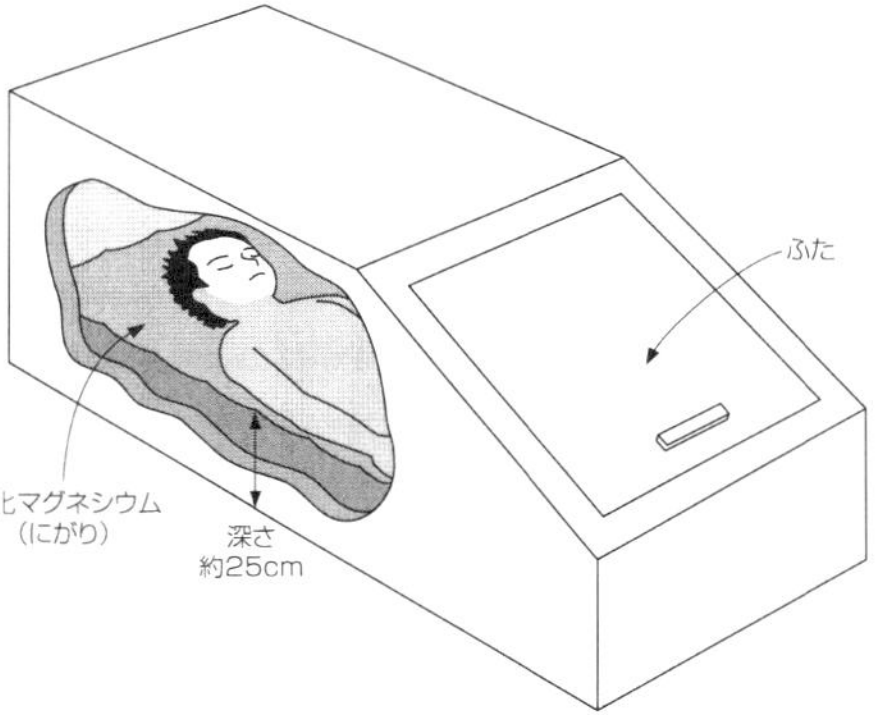

図15　感覚遮断タンク

を得ない事になる。したがって、恒久的にそのような状態に置かれた生物は、一般的にはありえない。しかし、何らかの条件下でそのような状態に置かれる事はあるだろう。

たとえば、瞑想状態。瞑想状態は、五感から得られる感覚性クオリアと、内側から湧き上がってくる志向性クオリアという邪念を排除し、仏教で言う「空」の状態を目指すもののように思える。

リリー博士は、瞑想状態とは別の方法で、感覚性クオリアを遮断する方法を考案した。すなわち、外部からの感覚を取り去った時に人はどのように感じるのかを明らかにするために、一九八〇年代に開発した感覚遮断（アイソレーション）タンクだ（図15）。

感覚遮断タンクとは、真っ暗なタンクの中に人が入り、感覚の遮断された状態を体験するためのものだ。最初は、液体の中に立って入るものだったが、その後、横になって浮かぶものに改良されたという。二十世紀終わりごろには少しブームになり、一時は健康ランドやトレーニングセンターに置かれたりもしていたらしいが、現在はめっきり数も減り、ある人の話によると、日本には現在、東京と京都と、二台しかないという。

リリー博士自身は、このタンクに入ることによって、宗教的悟りの境地のような、夢を見ているような、あるいはトランス状態のような、神秘的な体験をすることができたのだという。

また、かつては、物理学者のファインマンが『ご冗談でしょう、ファインマンさん』(岩波書店・二〇〇〇年)の中で、ジャーナリストの立花隆が『臨死体験』(文春文庫・二〇〇〇年)の中で、やはり感覚遮断タンクに入った体験について述べている。

ファインマンは、タンクにしばらく入っていると、自分の自己意識の中心が一センチだけずれたと述べている。さらに何度も入っているうちに、自己意識の場所をもっとずらせるようになり、最後には体の外に持っていけたのだという。しかし、私は、自己意識がどこか特定の位置にあるわけではないように思うので、自己意識の場所がずれる、という感覚は理解できない。

立花隆も、感覚遮断タンクに入ったとき、肉体が消失して意識の点になったかのような体験をしたと述べている。自分以外の存在がすべて消えてしまい、残された自分は無限の広がりを持つ虚無の海を漂っているかのような、完全孤独の世界だったという。

これは体験してみたい。私は思った。調べたところ、感覚遮断タンクが白金にあるというので、さっそく行ってみた。

白金というのでお洒落な癒し系のサロンを想像していたら、むしろ凡人には少し近寄りがたいとさえ思えるような雰囲気をかもし出す、宗教的なというか思想的な感じのする独特な場所だった。

そこは、狭い路地を入っていったところにある古い民家を改造したサロンだった。まず、仏教系と思われる様々なグッズとお香のにおいが印象的な部屋で説明を受け、その後、タンクのある部屋に案内された。

タンクは、長さ二メートル強、高さは背丈よりも少し低いくらいの水槽だ。数十センチの高さまで、体温と同じくらいの温度に保たれた塩化マグネシウム（にがり）の水溶液が入れられている。

タンクに入る前にはチベット仏教の鐘を頭の上に乗せてくれ、たたいてよく響く荘厳な音を鳴らしてくれる。宗教的な気分にならざるを得ないようなとても不思議な雰囲気だったが、鐘の音は心地よく身体に響き渡り、「あやしい」という固定観念さえ消去すれば、なかなか爽快な儀式だった。

そのあと、全裸になり、シャワーを浴びてから、入り口のふたを開けてこの箱の中に入る。ふたを閉めると中は完全な暗闇だ。浅い塩化マグネシウムのプールの中に、静かに上向きに浮かぶ。ちょうど両手を広げると、両手が壁にぶつかるくらいの幅がある。長さは、もちろん、頭も足先もぶつからないくらいの十分な長さだ。体の力を抜いて浮かんでいると、はじめは水の上に完全に静止して浮くのが難しいためか、腕か頭か足が、どちらかの壁にぶつかってしまう。そんな時は、両手を広げて自分がタンクの中央に行くように手探りで調整し、そっと壁から手を離すと、当分の間、壁にはぶつからない。慣れてくると、体はほとんど壁にぶつからなくなる。

真っ暗なタンクの中に全裸で入り、塩化マグネシウムの溶液の上に浮く、というと、なんだかあまりに非日常的なために、生きて帰してもらえるんだろうか、というような不安と恐怖をお感じになる方もおられるかもしれない。しかし、ご心配は全く無用だ。快適、安心、安全、清潔。タンクのふたは、さほど重くはなく、鍵がかかるわけでもないので手で簡単に開けられる。思ったより平易な感じで、安全上の危険は全く感じない。逆に、特殊なところにいるという感じも特にしない。

この感覚遮断タンクを十数年にわたって公開しているオーナーの話によると、最初は女性客が圧倒的に多かったが、最近では男性が過半数なのだそうだ。年齢分布も、昔は二十代が多かったが、最近は高齢化し、五十代くらいまでの様々な人が体験しているという。多くの人は、リラクゼーションのためのヒーリングマシンとして使用しているらしい。また、オーナーによれば、このタンクに五回くらい入ると、ヨガの修行僧が数十年かかって到達する瞑想状態に到達できるともいう。実際、ヨガの修行僧がそう言っていたそうだ。また、様々な出来事が偶然とは思えないような頻度で生じるシンクロニシティー体験や、宇宙意識との交信のようなこともできるとオーナーは言う。私は、非科学的な事が起こるとは思わないが、確かにそう思いたくなるくらいの雰囲気はあった。客層は、霊媒師、僧、芸能人、出版関係、それから、ストレスの多い仕事の人、なのだそうだ。なかなかユニークな人々が多いようだ。

白金のサロンでの感覚遮断タンクのセッションはおよそ一時間半くらいだった。終了時間になると、ニューエイジっぽい音楽が鳴り、終了時刻を伝えてくれる。

私は、ヨガの修行僧の瞑想状態に到達できるのではないかと期待して、五回体験した。しかし、結論から言うと、修行僧のような状態には全く至らなかった。もちろん、色々なことを考える機会になったので、有意義ではあったのだが。

個人差があるのだろうと思い、私の研究室の研究員や学生であるA君、B君、C君にも、一度ずつ感覚遮断タンクを経験してもらった。悔しい事に、彼らの方が私よりもいろいろと興味深い体験をしたようだ。そこで、私の体験や考えを述べる前に、まずは三人のレポートをごらんいただきたい。

A君の場合

視覚について

タンク内は完全な暗闇だったと思います。タンクに入って数分後、意識しないと、まぶたを閉じているのか開けているのかを判断できなくなりました。これは、完全な暗闇であるため、まぶたを開けていても閉じていても見えるもの（暗闇と薄い光帯のようなもの）が同じだったためだと思います。すなわち、通常、まぶたを開閉しているということの感覚や認識は本来ほとんどなく、人は、視認識に付随した受動的な認識として、「景色が見えているからまぶたは開いている」というように感じているに過ぎないのではないかと思います。ちなみにその薄い光帯がなんらかの形を形成し意味をもつことはなく、幻覚もありませんでした。

聴覚について

タンク液に耳をつけた状態になるとほとんど無音状態になりました（注意深く耳をすませれば、道路を走るバイクのエンジン音がかすかに聞こえましたが……）。

タンクに入っている間中、いつも自分の体内の音が聞こえてきました。体内の音というのは、例えば心臓の脈打つ音、息を吸い喉や肺に空気が入る音、胃が動く音やまぶたが動く音です。日常ほとんど意識していない音が、非常に大きく感じられたのに驚きました。

また、時折、後頭部周辺で「コポッ」といった水の動く音が聞こえました。おそらくタンク溶液の循環の音だと思いますが、もしかしたら僕の脳内にある水の音かもしれません。

こうした音は鼓膜を通じて感じたというよりも、肉や骨といった物体を振動が伝わり、それを聴覚受容器が音として知覚したように感じました。これは、聴覚が、触覚のうち振動を検出する部分が特化して生まれた知覚器官であることに起因していると思います。こうした現象の応用例の一つとして、携帯電話の骨伝導スピーカーがありますが、ただ音の聞こえをよくするだけではなく、リアル感を生むひとつの手立てとして用いることができるかもしれません。ちなみに幻聴はありませんでした。

触覚について

やはり、最も遮断されにくい感覚は触覚でした。液につかっている部分とそうでない部分では感じ方に差があることを意識してしまい、完全な触覚遮断は起こりませんでした。特に、タンクに入ったばかりの時期には、何度か壁にぶつかり、触感覚を感じてしまいました。ただし、何にも触れない状態になると、自分の体の形状がどのようになっているかの認識が多少あやふやになりました。例えば、指先の場所が大まかにしかわからなくなりました。もし、手が切断されていたとしたら、同じような感じなのではないかと思いました。また、そうした状態になっていても、指先で自分の体を触ってみると、自分の体の形が再びはっきりしました。これは、触覚における体性感覚の影響によるところだと思います。Bさん（後述）のように指先が動かなくなるということはありませんでした。ただ、長時間おなじ体形を維持していたためか、多少意識的に体を動かさないとうまく動かせないようなぎくしゃくした感じはありました。

その他

今回の実験で最も驚いたのは、一時間半という時間が非常に短く感じられたことです。特に、タンクに入ってから二十分ほど経ち、タンクに慣れてからは非常に速かったです。ただし、前記のとおり、まぶたの開閉の判断がほとんどできなかったため、もしかしたら寝てしまっていたのかもしれません。ただし、終了の音楽がなった際に、「起きた」という感覚はなかったため、おそらく寝てはいなかったと思います。この時間感覚のズレは、外部からの刺激がなくなると体内時計（実際に存在するというより概念的なものだと考えてください）も動かなくなるためなのではないかと思います。すなわち、時間の感覚も外部の刺激に付随した受動的なものだと考えることができます。例えば、現象としては逆ですが、何かに脇目もふらず集中しているときは、時間の流れははやく感じます。これと同じようなものなのではないかと思います。

B君の場合

視覚について

・視覚は完全に遮断されました。

・目を開けた場合と閉じた場合はほぼ同じ暗闇ですが、目を閉じた場合はやや赤みがかった感じがしました（これは、タンクの外でも、つまり、日常的にも同じように感じます）。

・視覚に関する幻覚はまったく生じませんでした。脳が視覚を補おうとして何かを見せるのでないかと期待していましたが、光も何もまったく見えませんでした。

聴覚について

・前野先生（後述）とは違い、聴覚もかなり遮断されているように感じました。溶液の中に耳を浸けても雑音は聞こえませんでした。逆に、耳を溶液から出すと隣室の会話が聞こえたので、耳を溶液に浸けることによってかなりの遮断効果があることがわかりました。

・幻聴、というか、頭の中でいろいろな会話、歌が錯綜して聞こえました（女性のアナウンスのような声、プールの中で会話しているような声、A君らしき声）。おそらく過去の記憶だと思われます。プールの中での声のように聞こえたのは、タンクの中での水の感覚によって連想したためなのかもしれません。

・息子と過ごしていると毎朝聞かされる「おかあさんといっしょ」系の歌が繰り返し頭の中で聞こえるのには閉口しました。あの暴力的に頭に残る歌詞は子供に悪影響を与えていないだろうか、などと思いました。実は、日常生活の際にも、気を許すとすぐにそのメロディが出てきて困っています。

体性感覚について

・予想していたよりも、水に触れている感覚は少なかったです。普通にプールや風呂に浸かっているときよりも、皮膚になじむ感じがしました。身体が溶けて消えてしまうような感覚はありませんでしたが、境界が不鮮明な感じは生じました。

・ただし、溶液から出ている部分（足先など）は、気化熱を奪われてすずしく感じるため、皮膚感覚（すずしい感じ）がやや残りました。このことから、温度（熱伝導率）が皮膚と同じになると境界がぼやけるのでないかと思いました。

・特に、最後まで気になったのは、顔の皮膚感覚でした。顔の皮膚感覚がこれほど敏感であることに気付いたのは大きな発見でした。また、顔の皮膚感覚によって、窮屈なところに閉じこめられた抑圧感や、壁に接触しそうな気配（実際にはない）が生じました。顔の触覚はメンタルな部分にもかなり影響しそうだと思いました。

・女性がエステに満足するのもうなずけると思いました。顔面用の触覚ディスプレイは気持ちいいかもしれません。

・平衡感覚には劇的な錯覚が生じました。イメージ次第では、立っているようにも感じられました。また、頭を動かすと平衡状態に変化が生じました。例えば、首を前に倒すと、前方に体が一定角速度で回転するような感じ、首を後ろに倒すと後方に回転する感じが生じました。

・前野先生がおっしゃっていた、初期の移動感覚が持続する感覚（後述。視覚遮断して浮いた瞬間に感じる、一定角速度でぐるぐるまわる感じやゆっくりと前進する感じ）も確認しました。体がゆっくり旋回しているような錯覚もありました。

・視覚的に傾いた世界では体が傾いているように錯覚するように、視覚は普段、平衡感覚を補正していると考えられます。今回の平衡感覚の錯覚の原因は、視覚による補正がないために、体性感覚（頭部の傾きなど）を入力情報として脳が予測した位置、速度、角速度の初期値がそのまま維持されたということだと思います。

体のコントロールについて

・今回もっとも興味深かったのは、手足のコントロールがぎこちなくなることでした。体性感覚が麻痺してくると、手や足の指先を動かそうとしても、なかなか動かせませんでした。その気になれば動かせましたが、ちょっとした決心が必要でした。意識の切替のような。ちょうど、軽い金縛りにあったような感じでした。

・また、このとき手足を無理矢理（というほど無理矢理ではないですが）動かした場合、ぎこちなくなりました。慎重にフィードバックしながら動かしている感じでした。

・体性感覚が麻痺すると、フィードフォワード的に制御できなくなるのでしょうか？運動指令は体性感覚からのセンサ情報とセットで、指令値を学習しているのでしょうか？

・もう一つ興味をもったのは、運動感覚の変化です。腕を大きく振ったり、股をゆっくり広げたりした場合に、予想よりも長い距離（時間）を動かしているような感じがしました。つまり、距離と時間の感覚、運動速度などの感覚がおかしくなりました。また、壁を押して体を動かした場合、もう一方の壁につくまでに予想よりも長い時間がかかるような気がしました。

・やはり、体性感覚は、運動の時間感覚の知覚にも関与しているのでないでしょうか。

ただし、体性感覚以外に、視覚などの影響もあるのかもしれないので断定はできないですが。

温度感覚について

・温度感覚は、機械刺激等の皮膚感覚に比べて、麻痺しないようでした。水温は最後まで感じ続けました。

・水温は初めやや冷たいと感じましたが、数十分で体温になじんで気にならなくなりました。

・ただし、後半から、水温の急激な上昇を感じ、生ぬるい風呂に浸かっているような感じになりました。後で係の人に確認しましたが、水温はほとんど変化していないそうです。私の主観の変化なのか、体温が低下したせいなのか、体温自体が上昇したのか、よくわかりません。

・ちなみに、タンクから出て帰宅するまで、ずっと体がポカポカしていました。低温風呂に長く入ると体の芯から温まるといいますが、その効果でしょうか？

時間感覚について

・時間は九十分のはずですが、あっという間に過ぎました。途中、意識が途切れた

（さっきまで何をしていたのか思い出せない）状態があったので、寝ていた時間があったのかもしれません。しかし、寝起きのような気だるさはありませんでした。どちらかというとずっと覚醒していたような感じでした。

その他

・リラクゼーションとしてはいい効果をもつのではないかと思いました。
・タンクに慣れてきたころ、小便をしたくなってトイレにいきましたが、戻ってきてタンクに入っても元の落ち着いた状態にすんなりと戻れました。脳の可塑性、適応力はすばらしいと思いました。
・顔にしずくがかかって不快だったり、尿意を催したりした場合は、すぐに外に出てすっきりした方が良いと思いました。途中で三回外に出ましたが、気分転換して、また浸かるたびに違和感がなくなっていくように感じました。

C君の場合

まず、はじめに俗っぽい言い方をすると、非常にリラックスできて気持ちよかったです。まさに、リラクゼーションマシーンでした。全体的な感想として、感覚遮断の度合いが四段階に分かれて進行したように感じました。

・第一段階：全ての感覚がはっきりしている状態（もちろん、視覚は除く）

この段階では、まだタンクに入って液体の上に浮かんでいるという感じがするだけでした。また、液体に浮くという感覚に慣れていないため、壁に体をぶつけたり、首が痛くなったりしました。もちろん、視覚は全くといっていいほどありませんでした。しかし、聴覚は体の音がはっきり聞こえる感じでした。まばたきの音や、筋肉や骨のきしむ音が聞こえました。体がずれているのか、顎のきしむ音ばかり聞こえたのが印象的でした。

・第二段階：体の感覚が徐々になくなっていく状態

この段階では、液体に浮くことに体が慣れ、非常にリラックスできました。触覚はまだはっきりとしている状態でしたが、壁にぶつからなくなったこともあって、空間の認識力は低下していました。具体的には、ずっと流れているような感じだったり、すごく深いところに沈んでいくような感覚だったりしました。視覚が無くなったため、三半規管がそれを補うような形で作用し、ほんの少しの身体の動きも、それが何倍にも増幅されているように感じました。また、心拍数が増加しているのがわかりました。空間を把握する能力は低下していましたが、まだ触覚がはっきりしていたため、液体に浮かんでいるという感覚があり、イメージとしては、すごく広い海の上に一人ぽつんと浮かんで漂っているような感覚でした。

・第三段階：触覚が一部を残してなくなった状態

この段階になると、液体に浸かっている部分と液体から出ている部分との差を意識するようになりました。いや、その差以外は意識できなくなったと言った方が適切かもしれません。液体に入っている部分は、触覚がほとんどなくなっていました。Aさん、Bさんの報告にもあったように、体と液体との境界が全くわからなくなりました。また、体を意識して動かす際にも、しびれているというか、どうやって動かすのかを忘れたかのような感じでした。これは、Aさんがおっしゃっていた感覚と一緒だと思います。しかし、考えようによっては、ずっと同じ体勢で浮いていたため、筋肉が硬直してしまったということもあるかもしれません。なにしろ、十五分程度だと思っていたら九十分経っていたのですから、十分にそれは考えられると思います。ちなみに液から出ている部分は、つま先と顔の中央部分だけでした。なので、イメージ的には、自分がつま先と顔だけになってしまって、海とか宇宙を漂っている感じでした。たまに、壁にぶつかったりして、ふと我に返ることもありましたが、すぐに、つま先と顔だけのような状態に戻りました。途中、尿意をもよおした際も、体は無いのに尿意だけ感じてるような不思議な感覚でした。

・第四段階：触覚すらなくなった状態（いわゆる悟り？　無我の境地？）

ここまで来ると、第三段階で述べたような差すら認識できなくなりました。完全に触覚がなくなり、心音も聞こえなくなり（気にならなくなり）、呼吸すら全く意識していませんでした。完全に自分が液体に溶け込んでしまったような感じです。自分という意識（自己意識）が全く無いかのような状態でした。意識（覚醒）はかなりクリアな状態だったので、寝ていたのではないと思います。これがいわゆる悟りの状態なのかと思いました。明らかに日常と違う、味わった事のない独特の体験だったうえ、とても気持ちよかったので、これが味わえるんだったらヨガとか禅の修行でもしてみようかと思ったくらいでした。

・幻覚、幻聴に関して

幻覚も幻聴も、特に起こりませんでした。しかし、外からの刺激がほとんど無くなって、頭がクリアになったせいか、記憶が鮮明に甦るような感じがありました。今日、タンクに入る前に会った友達の姿や声、していたゲームの映像や音楽、それ以前の記憶などがかなりクリアに思い出せました。あたかも現在体験しているかのようでした。普段はかなり使っているはずの視覚や聴覚が急に無くなったのを補償するために、記憶の中から視覚情報や音声情報を取り出し、再生したのが幻覚・幻聴なのではないかと思いました。

僕の頭に浮かんできたクリアなイメージを、僕は完全に記憶だと思ってしまったため、幻覚・幻聴なのだとは思いませんでしたが、視聴覚がはっきりした状態で、あのくらい強烈な映像・音声記憶がよみがえったら、幻覚・幻聴だと思うかもしれません。薬物中毒患者や薬物使用者などが体験する幻覚・幻聴はリアルだと聞きます。薬物関係の場合は自分の視聴覚が実際に現在の映像・音声情報を処理している上に、記憶からの情報が重ねられるからだと思います。写真の重ね撮りみたいな感じだと思います。なので、周りの状況までかなりリアルな感じで思い出せる人は、タンク内でも幻覚・幻聴を体験できるかもしれないなと思いました。

・その他（頑張って科学的に表現すると）

今回の実験を通して、以下のような印象を受けました。

人間は外部からの情報処理のために、脳のかなりの部分を使っている。

情報処理に使われなくなった脳の一部は、他の仕事をしようとする。それが幻覚・幻聴や不思議な感覚に結びついているのではないか。

タンク体験とは、感覚のホメオスタシス（恒常性の維持）と錯覚の賜物だ。

あまりにも感覚的な体験なので、科学的に分析しようとしても、これ以上の記号的表現はうまくできません。

私の場合

三人の体験を順に見ていくと、A君よりもB君、B君よりもC君の方が、興味深い体験をしているように見える。なにしろ、C君にいたっては、いわゆる悟りあるいは無我の境地に達したのではないか、と自覚するレベルにまで至っていたというのだから羨ましい。

前述のように、A君〜C君にはタンクを一回ずつ体験してもらったが、私だけは五回体験した。

これは、何度入ってみてもA君〜C君のような状態にならなかったので、五回も体験すれば私もC君のような悟りや無我の境地に至れるのではないかと期待し、そうなるまでやってみたいとあせって繰り返した事による。しかし、年齢のせいなのか、感覚の個人差なのか、よくわからないが、結局、驚くような体験や深い境地には至れなかった。

前に述べたように、私は五感が鈍いようなのだが、もしかしたら内的なイメージを感じる力も弱いのかもしれない。あるいは、感覚が遮断されたときの感じを調べよう、という意識が強すぎて、逆に感覚に意識を集中しすぎてしまったのかもしれない。

そうは言っても、それなりに思うところはあったので、A君〜C君と比較しながら、私の体験内容と感想を述べていこう。

まず、触覚や平衡感覚。

タンクのオーナーによれば、視覚遮断して浮いた瞬間にぐるぐるまわる感じがする人が多いという話だったが、私も、浮いたばかりの時には自分の体がゆっくりと回転する感じや前進する感じが頻繁に感じられた。B君も同じことを言っている。これは、速度や角速度の初期感覚が維持されるためだと考えれば、物理的に妥当だ。

つまり、タンクの中で、人が、最初にある角速度で回転している、という知覚をすると、他に何も感覚入力がないため、無重力空間での運動と同じく、その角速度でずっと回っているような感じが維持されるのだろう。角運動量保存の法則が脳の中にモデル化されているというわけだ。もちろん真っ暗なので、初期角速度が正確に推定されているわけではないらしく、実際の角速度よりも大きな速度でぐるぐる回っているような感じがすることもあったし、逆の場合もあった。日常的には、自分の体の回転の角速度の変化やその初期値は、視覚によっても取得され補正されているのだが、タンク内では視覚情報がないため、トンネルの中のカーナビと同じく、角速度センサのみによって角速度が計測されざるを得ないというわけだ。そして、人の感覚のずれも、トンネル内のカーナビの暴走と同じ、というわけだ。

ただ、この初期感覚は、しばらくすると感じられなくなった。多くの場合は、手や足がこつんと壁に当たった瞬間に、運動している感覚は消えた。トンネルから出たときのカーナビと同様、自分の絶対位置が把握されるためのようだ。

さあ、その後が本番だ。しかし、私の場合は、期待したほど体性感覚が遮断されなかったことがショックだった。

そもそも、人間と比重や温度が近い塩化マグネシウムの溶液に浮く事によって、触覚情報が遮断される状態を体験することが、タンク体験の目的のひとつだった。それなのに、私の触覚はなぜだかいつまでも鋭敏で、いつまで経っても、液体の上に浮いている、という感覚を払拭する事はできなかった。

今思えば、先ほども述べたように、私は意識過剰（まさに触覚意識過剰）だったので、暗闇の中で触覚の感覚を思わず必要以上に、というか、日常時以上に鋭敏にしてしまっていたのではないかという気がする。

湯の温かさもいつまでも気になった。特に、空気に接していた、へそのまわりの部分の涼しさがいつまでも気になってしょうがなかった。

一方、私以外の三人は、多かれ少なかれ、触覚がなくなったかのような感覚に浸ったと報告している。

A君は、自分の体の形状がどのようになっているかの認識が多少あやふやになったり、多少意識的に体を動かさないとうまく動かせないようなぎくしゃくした感じがあったと言っていた。残念ながら、私にはこんな感じも全く生じなかった。

また、B君は、指先のコントロールが行いにくい、軽い金縛りのような感じになったという。もちろん私にはこんな感じも全く生じなかった。金縛りにあいやすい人とあいにくい人がいるが、もしかしたらそれと関連しているのではないか、という気もする。もちろん、私は金縛りにあったことはない。

さらに、C君の場合には、彼のいう第二段階では、空間の認識力は低下していたというし、第三段階では、A君、B君の場合と同様、体と液体との境界が全くわからなくなったという。また、体を意識して動かす際にも、しびれているような、どうやって動かすのかを忘れたかのような感じだったという。なんと、第四段階にいたっては、触覚は完全になくなり、自分が完全に液体に溶け込んでしまったかのような感じがしたという。

実に羨ましい。私の五回の体験からは想像もできない不思議な感じだ。

平衡感覚についても、私は劣等感（?）を感じざるを得なかった。

B君は、タンク内に寝ているのに、イメージ次第では立っているようにも感じられたという。何という想像力というか、体性感覚をコントロールする能力なのだろう。私には、どう考えても、水溶液の上に寝ているようにしか感じられなかった。トータルでB君の五倍もの時間、水溶液の上に浮いていたというのに。

これらの結果からわかることは、触覚の感じ方には個人差があるということだ。私たちは、自分が感じる感覚のクオリアは他人と同じだと思っているが、実はかなり異なるのかもしれない。

考えてみれば、記憶力や思考力には個人差がある。国語力や数学力にも、統率力や協調性にも個人差がある。あらゆる能力に個人差があるのだから、感覚性クオリアの感じ方にも個人差があるのはむしろ当然だろう。しかし、うまく測る手段がこれまで十分に開発されていなかったために、暗黙裡に感覚の個人差はさほど大きくないと誤認されてきたのではないだろうか。

聴覚

つぎに、聴覚について比べてみよう。

私が感覚遮断タンクを体験してみたいと思った理由の一つは、心臓やまばたきの音がよく聞こえるほどの静寂とはどんなものなのか、体験してみたいという好奇心だった。感覚遮断タンクのホームページに載っている体験談を読むと、多くの人が、「心臓の鼓動が聞こえた」「まばたきの音が聞こえた」と書いていたからだ。

どんな静寂なのだろう、と期待して実際に体験してみると、A君も言っていたように、確かにどくんどくんという心臓の音がよく聞こえた。また、バチバチというまばたきの音もずっしりと耳に響いた。

しかし、これは、実は、今までに感じたことのないような静寂のため、というのではなかった。種明かしをすると、耳を水でふさいだことによる影響なのだった。すなわち、耳を水につけると、空気中を伝わる音が遮断されると同時に、身体を伝わる音が耳に伝わり易くなるのだった。試しに、静かなところで、耳を手で覆い、耳を澄ましてみていただきたい。心臓やまばたきの音は、はっきりと聞こえるはずだ。つまり、水や身体を経由して伝わる心臓やまばたきの音は、空気中を伝わる場合よりもはるかに大きく、耳をふさぐことによって、そちらが直接耳に伝わるようになるということなのだ。

わかってみればあたりまえだ。考えてみれば、これまで経験したことのある静寂の音のレベルがゼロに限りなく近いのであれば、それよりもさらに音のない静寂などなかなかありえないはずだし、そのような小さな音のレベルを識別するほど人の耳は精巧ではないと考えられる。

そんなわけで、心臓やまばたきの音が聞こえる、というのは、実はタンク固有の稀少体験ではないのだった。

それよりもショックだったのは、個人的な話で恐縮だが、私の耳鳴りのことだ。

私は、日常生活時には、耳鳴りなど気にならない。全く耳鳴りなどしていないように感じる。しかし、静かな場所で耳を澄ますと、「キーン」という小さな音が聞こえる。子どものころには感じていなかったが、いつの日からか感じるようになり、年々すこしずつ悪化しているような気がする。そうはいっても、日常生活時には全く気にならないくらいの極めて小さな音なので、これまでほとんど気にしていなかった。

しかし、ウェーバーの法則によれば、普段気にならない小さな音が、静かな時には気になってしかたない、ということが生じうる。ウェーバーの法則とは、感覚は線形ではなく対数的に変化する、というものだ。たとえば、一グラムのものを持っているときと一キログラムのものを持っているときでは、知覚できる重さ変化は異なり、持っている重さに対する比率で決まる。一グラムの物を持っているときに、その十分の一の〇・一グラムの変化を知覚できたとすると、一キログラムの物を持っているときに知覚できる変化は、〇・一グラムではなく、一キログラムの十分の一の一〇〇グラムだということだ。音の場合も同様で、静かな時には小さな音の変化に鋭敏になり、音が大きいときには小さな変化はわからない、ということになる。

この法則のおかげで、私は日常、耳鳴りに悩まされる事はほとんどない。すなわち、日常生活を送っている場所では、エアコンやパソコンのファンなど様々な音がしているので、小さな音に耳を澄ますことはあまりない。夜寝る時に静かにしている時も、聴覚に意識を集中することはあまりない。このため、耳鳴りはほとんどの場合に気にならないのだ。

しかし、感覚遮断タンクの中では、ちがう。入力される感覚の大きさは総じて小さい。視覚は遮断され、触覚は、私の場合は鋭敏になっていたとはいえ、たかだか湯に触れているだけなので大きさとしては小さい。もちろん、心臓とまばたきの音くらいしか聞こえないような環境なのだから、聞こえてくる音も小さい。ショッキングな事に、このように外界からの刺激が小さい時には、耳鳴りという内的な音がやけに拡大して感じられたというわけだ。これには閉口した。

耳鳴りを体験したことのない方には想像しづらいだろうが、気になってしょうがない、かなりの大きさの「キーン」という音が、ずっと鳴り続けているような感じだった。これはうるさい。触覚が鋭敏になっていたのと同様、聴覚も鋭敏になっていたのだろう。私にとっては、感覚遮断タンクは、音の聞こえない静寂と言うよりも、「キーン」という機械音が鳴り続ける騒音空間だったのだ。

痛みも、そこに意識を集中すると、より痛く感じるが、音も同様だ。気にし始めると、うるさくてしょうがなかった。

幻聴？

タンクに入って一時間くらい経ってふと気がつくと、「キーン」という機械音は、なぜか、鈴虫のような虫の鳴き声に変わっていた。「リンリンリン」と鳴く鈴虫の大合唱だ。ふと気づいたということは、いくら「キーン」という音が気になっていたとはいえ、いつもそれに注意を払っていたわけではなかった、ということだ。振り返ってみると、注意していなかったときには、それほど気になっていなかったようにも思う。

さて、機械音から鈴虫に変わってからは、大きな音には聞こえたものの、耳障りというよりも心地よい音に感じた。秋の夜中の大草原に浮いているような感じだった。体の防御反応だろうか。この鈴虫のような音は、幻聴の一種というべきなのだろうか。

A君〜C君にとっては、とても静かな環境だったというから、彼らは耳鳴りとは無縁のようだ。

驚いたのは、B君やC君の聞いた音（や、見た映像）だ。B君は、頭の中でいろいろな会話や歌が錯綜して聞こえたという。C君も、友達の姿や声、ゲームの映像や音楽、それ以前の記憶などが、あたかも現在体験しているかのように、かなりクリアに思い出せたという。しかし、ふたりとも、それは幻聴ではなく、あきらかに心の中から湧きあがってきたものだという。

いや、心の中から湧きあがってきたように感じようと、外から聞こえてきたように感じようと、現実には存在しない音が聞こえてくる場合をひっくるめて幻聴というのではないか、という気もする。

しかし、幻聴というと聴覚の異常のような響きがあるので、自分は幻聴を聞いた、と告白するのは抵抗がある。私も、鈴虫のような音は、単に耳鳴りがたまたま鈴虫の音に近かったに過ぎない、と説明したい気がする。B君の場合の、日常的に脳の中で鳴り響いて困っているという「おかあさんといっしょ」系の音楽も、客観的に考えると幻聴のような気がする。しかし、B君は幻聴ではないという。

つまり、日常的に、耳から聞いた音以外の音を聴いている人にとっては、それは幻聴ではなく正常の範囲内であり、そのように感じるのが普通だと思っているようだ。

そういえば、私も、昔は頭の中で音楽が鳴り響くことがあった。

二十代のころの私は、家に帰るといつも音楽を聴き、外に出かけるときにもウォークマンで好きな音楽を繰り返し聴いていた。そのころは、好きなバンドの音楽を、それぞれの楽器の音のクオリアの詳細にわたって思い出すことができたものだった。まさに、音楽が頭の中で鳴り響いているという感じだ。しかし、決して幻聴という感じではなく、あくまで思い出そうとするとかなりリアルに思い出せる、というレベルだった。口ずさむ私に対し、友達が、そんなによく思い出せるものだと感心するのを聞いて、なぜこれくらい思い出せないのだ？　と逆に不思議に思っていたほどだ。しかし、今思えば、あの友達の頭の中では音楽が鳴り響くことはなかったのかも知れない。

そんなわけで、日常的に、あるいは、タンクの中で、心の中から音がクリアに湧きあがってくることは割と多くの人にとって起こりうることのようだ。ただし、いずれの場合も、明確に、現実の音とは違い、頭の中から湧きあがってきた音だと自覚しているという点で共通している。

そういう意味では、脳が作った音を現実の音と区別できない場合を幻聴といい、区別できる場合はそう呼ばないのかもしれない。

いずれにせよ、触覚のところでも述べたように、人間は、自分の感覚が普通で、他人も同じように感じているのではないかと思い込みがちだが、人間のクオリアの感じ方は、人によってかなり異なっているようなのだ。

まぶた

さて、私のタンク体験の話に戻り、次に視覚を吟味してみよう。

タンクの中では、もちろん、視覚は遮断されているので、完全な闇だ。

A君は、真っ暗闇のタンクの中では、まぶたを開いているのか閉じているのかもわからなくなったと言っていた。したがって、「景色が見えているからまぶたは開いている」というように感じているのだろうと述べていた。

しかし、私の場合は、まぶたを開いたか閉じたかは明らかにわかった。目の筋肉のところにある受容器が敏感なのか、とにかく、開けているのか閉じているのかが明確に意識できた。

この違いも、個人差なのだろうか。

私は、一度目にタンクに入ったときにはずっと目を開けていた。しかし、真っ暗なので目を閉じていても同じだろう、と思い、二度目には閉じていた。すると、目を閉じているときには眠くなり、少し眠ってしまった。長い経験の中で、あるいは、本能的プログラムによって、目をあけることが自律神経への抑制になっているに違いない、と感じた。この点も、個人差が大きいのかもしれない。

私の体験から考えると、まぶたの開閉は、起きると寝るということに関連しているのではないかと思う。

私は、一度目にタンクに入った際にはずっと目を開けていて一睡もしなかったので、セッションの時間が長く感じられた。前半は、手を上にあげたり声を出したり足をつけてみたり、いろいろと試してみたりもしたものだが、瞑想状態になろうとして心を集中させようとしていると、精神的に疲れてきたものだった。寝ようとして寝そびれて、眠いのに眠れないときのような不快な感じだった。

しかし、二度目はかなり短く感じた。これは、しばらく眠ってしまったからに違いない。ということは、私以外の人々がタンク体験を短く感じたときにも、実は、単に眠ってしまっているに過ぎないのではないかと疑いたくなる。タンクの中では時間の感覚が狂うために時間の長さが違って感じられるという説もあるが、そうではないのではないかと思うのだ。

Ａ君も、Ｂ君も、タンクセッションは一時間半よりも短く感じたが、もしかしたら寝ていたかもしれないという。Ｃ君も、十五分くらい経ったかと思ったら実は九十分も過ぎていたと言っているので、私に言わせれば、やはり寝ていたのではないかと思う。

私の場合、幻聴同様、幻覚（幻視）も生じなかった。うっすらとオーロラのような光が見えるような気はした。しかし、耳鳴りと同様、歳をとって脳が壊れ始めたせいか、日常生活時にも、たとえば眠る直前にまぶたを閉じてボーッとしていると、同じようなうっすらとした光は見える。これを幻覚と呼ぶなら幻覚だろうが、視神経のノイズと言ったほうが適切な気がする。

これに対し、Ｃ君は、先ほども触れたように、友達の姿やゲームの映像、それ以前の記憶などが、あたかも現在体験しているかのように、かなりクリアに映像として出現したようだ。これは私から見ると幻覚のようだが、Ｃ君自身は以下のように言っている。

「僕の頭に浮かんできたクリアなイメージを、僕は完全に記憶だと思ってしまったため、幻覚・幻聴なのだとは思いませんでしたが、視聴覚がはっきりした状態で、あのくらい強烈な映像・音声記憶がよみがえったら、幻覚・幻聴だと思うかもしれません」

先ほどの幻聴の話と同じく、これが広義の幻覚なのではないか、という気がしないでもないが、C君によれば、これは心から湧きあがってきた鮮やかな映像なのであって幻覚ではないらしい。そこで、ここでは、幻聴の場合と同様、現実の視覚情報とは違うと自覚している場合は、幻覚ではないと考えることにしよう。

画像を鮮明に思い出せる人たち

ある別の知人は、画像の記憶を鮮明に思い出せるという。たとえば、十年前にテニス旅行にいったときに誰がどんな色でどんな形の服を着ていたか、どんな靴を履いていたかといった画像情報を、まさにそのままの画像としてはっきりと思い出せるのだという。

普通の人には想像しにくいが、どんな感じかというと、実際に目で見ている場合とは別に見える感じではあるが、目の前に鮮明に現れるのだという。記憶の方の画像が現実の画像に重なって邪魔をし、目の前の画像に注意を払えなくなるので、たとえば運転をしているときには昔の画像を思い出さないように気をつけているのだという。私には想像もつかない、鮮やかな仮想画像だ。

彼女の場合、画像は鮮明に思い出せるが、人の声の場合には、十年前に誰が何を話したか、というようなことまでは思い出せないという。ただし、音楽の記憶は、鮮明な音として思い出せるそうだ。

別の知人も同様だ。彼は大学の美術部の先輩で、絵がとてもうまかった。どうしてそんなにうまいのですか、と聞くと、見たことのある画像を目の前に生き生きと思い浮かべておいて、その画像をそのまま真似て描いているだけだから、簡単だという。同じようにやってみたら？　といわれてびっくりしたことを覚えている。もしかしたら美術部の部員たちは、私以外、皆、昔の画像をありありと脳裏に思い浮かべられるのだろうかとぞっとして、他の十数人の部員に聞いてみたものだ。その結果、皆、私と同じく画像は思い浮かばない側の人間だった。自分だけがダメなのではなかったので、ほっとしたものだ。

このようなわけで、決して多数派ではないものの、私が予想していた以上に、画像の記憶を、日常的に、しかも鮮明に思い出せる人はいるようだ。しかも、そのような人の数は極めてまれ、というわけではなく、私たちの周りにそれなりにはいるようなのだ。ただし、C君は、タンクの外ではそんなことはできないらしい。タンクの中の、視覚情報から遮断された環境のときだけ、画像をありありと思い浮かべられるというわけだ。

いずれにせよ、一部のこのような能力を持つ人たちにとっては、リアルな心霊現象や超常現象を見ることは、さほど困難ではないだろう。このため、心霊現象や超常現象を見た人がいたとしても、それはイリュージョンなんですよ、と種明かしをするだけで済まされるのだと私は思う。

話を戻すと、感覚遮断タンクは、人が脳内イメージを画像化する能力を引き出す事のできる装置だと考えることができる。

音の場合も同様だ。C君の脳裏に話し声やゲームの音が鳴り響いたのは、タンクの中だけであって、日常的にはそのようなものは聞こえないという。B君は日常的に聞こえるのだったが。

つまり、触覚や聴覚のところにも書いたように、私たち人間は、自分の感覚が普通で、他人も同じように感じているのではないかと思い込みがちだが、人間のクオリアの感じ方は、人によってかなり異なっているようなのだ。

そういえば、小学生のころに、ものすごい数の数字を瞬時に画像として覚えられるという人もいた。サヴァン症候群と呼ばれる知的障害のある人がそのような能力を持つともいう。

私自身は大学で触覚の研究をしているが、いろいろな人にいろいろなものを触ってもらう心理物理実験を行ってみると、明らかに、「つるつる」「ざらざら」といった触感の感じ方が鋭敏な人と鈍感な人がいる。鈍い人は何度やっても鈍い。前に述べたように、私の触覚は鈍い。これは、触覚のクオリアの濃さが違うのかもしれない。

このような感覚のクオリアの濃さを計測する事は簡単ではないが、たぶん、個人差は小さくないのではないかと思う。

ついでに話を飛躍させると、自己意識のような志向性クオリアの濃さにも個人差があったっていいはずだ。素朴に、そんな気がする。

もしかしたら、心は存在しない、という消去主義的な考えの人の心のクオリアは薄く、心的一元論者や心身二元論者のクオリアは濃いのではないか、という気さえしてくる。どちらの人も、直感的にそう感じられる、と主張して譲らないところをみると、そもそも感じているクオリアが違うのではないか、と。

ただし、基本的に物的一元論に立脚し、心はイリュージョンだと言っている私自身、心のクオリアが薄いとは感じないので、これは怪しい仮説なのかもしれない。ただ、他人の心の中は覗けないので、調べようがないのだが。

瞑想の境地

私がタンクに最も期待したのは、リリー博士のように、宗教的悟りの境地のような、夢を見ているような、あるいはトランス状態のような、神秘的な体験をできるのではないかということだった。しかし、残念ながら、私の場合には、まったくそのような感じにはならなかった。いつまで経っても、ただタンクの中に寝ているという感じのクオリアが、私の全身を支配していた。

これに対し、C君は、かなりリリー博士に近い体験をしたようだ。特に、彼の言っている第四段階は実に興味深い。C君は言う。
「触覚も、視聴覚も、呼吸も全く意識しない状態になり、完全に自分が液体に溶け込んでしまったような感じだった。自分という意識（自己意識）が全く無いかのような状態だった」、と。

なんともうらやましい。

C君は、禅の瞑想の経験があるそうなので、このことが関係しているのかもしれない。C君は、先ほども述べたとおり、十五分程度経ったと思ったら九十分経っていたという。その十五分くらいの意識の時間の中で、どのくらいの感じで第四段階まで昇っていったのだろうか？　C君に聞いてみたところ、最初の十分くらいは第一段階だと感じたけれど、そのあとは時間の感覚も無かった、という。

自分という意識（自己意識）が全く無いけれども意識（覚醒）はかなりクリアな状態、というのはわかりにくいが、自分の身体と主観的な意識はなくなって、客観的に自分を見ることのできる、宇宙と一体になったかのような、意識だけがあるような状態になっていた、というような感じだという。まさに、いわゆる瞑想の境地ではないか。

『ユング心理学と仏教』（河合隼雄著、岩波書店・一九九五年）という本によると、瞑想によって感覚のない無の境地に陥った状態を、東洋では瞑想や禅の境地と考えるが、西洋では異常と考えるのだという。異常というのは言いすぎのようにも思えるが、確かに、ある種の能力に卓越した一部の人しか、瞑想の境地には至れないのかもしれない。

ちなみに、釈迦によると、宇宙と自分が一体化したかのような瞑想の境地は、悟りの境地とはまた別のものだという。釈迦は、両者の違いをはっきりと区別すべきだと言っている。釈迦によると、無の状態はむしろ悟りの境地に至る途中段階なのであって、ここを悟りの境地と勘違いする者が多いが、それは大間違いだと言う。このことについてはあとで述べたい。

それはそうと、あとで考え直してみると、C君の瞑想の境地のようなものは、もしかしたら単に寝ていただけなのではないかという疑念がわいて来た。

夢について考えてみよう。

夢というのはかなりリアルで、ふつう、夢を見ているときは夢だとは思わない。時々、これは夢だ、と思いながら見る夢もあるにはあるが、一般的にはそうでない方が多いだろう。

では、夢だったと気付くのはいつかというと、目が覚めたときだ。目覚めて目を開けたときに、我に返り、夢だったと気付く。

夢だったと気付く理由は、実は、自分の置かれた状況が急に布団の中に変るからなのではないだろうか。

環境状態が変るから夢だったと気付くだけで、もしも、目覚めたときに、夢と極めて連続性の高い環境が用意されていたら、実は夢だとわからないのではないだろうか。何しろ、目を開けても閉じても周囲の環境はほとんど違わない。

「起きる」と「寝る」の境界

タンクは、寝ている状態と起きている状態を非常に滑らかにつなぐ機械だと言える。

私たちは、寝る瞬間や起きる瞬間はある一瞬なのであって、「起きる」と「寝る」はその一点を境に断続的に変化しているような理解をしている。しかし、生物の情報処理はアナログだ。「起きる」と「寝る」は、デジタルな変化ではなく、連続的な、アナログ的な変化なのではないだろうか。つまり、私たちは、五感からの感覚情報入力があるから、「起きる」と「寝る」が断続的なように幻想しているだけであって、本当のところは、「起きる」と「寝る」はすーっと連続的に変化しているのではないだろうか。

確かに、眠りに就く時、うつらうつらした状態というのがある。起きているのか寝ているのかあいまいだ。いや、起きる時は断続的だ、とお感じかもしれないが、先ほども述べたように、本当は連続なのに、目覚ましの音や目の開閉によって、断続的だと思い込まされているだけなのではないだろうか。

実際、私は少し奇妙な体験をしたことがある。

友人にチケットをもらってクラシックのコンサートに行ったときのことだ。贅沢にも、というか、もったいないことに、寝不足だった私は、眠ってしまっていたようだ。

しかし、音楽の終わりの、「ジャン、ジャン、ジャ〜〜〜ン。ぱちぱちぱち（大歓声）」というところで目がさめた。

「ジャン、ジャン、ジャ〜〜〜ン」というクライマックスの音はわりと大きかったので、その音で目が覚めたと考えればよいのかもしれない。しかし、その後の「ぱちぱちぱち（大歓声）」のボリュームの方がはるかに大きかった。このため、私の実感としては、「ぱちぱちぱち（大歓声）」で目が覚めたのだが、その三秒前から意識があったかのように感じたように思えてしょうがなかった。つまり、拍手の音で目覚めのスイッチが入ったのだが、その前の三秒間は、さかのぼってアナログ的目覚めの準備期間に充てることが、後になって決められたのではないかと思うのだ。

そういえば、寝そびれて眠れない時、一睡もしていないと思うのに、それにしては時間の経過が少し早いように感じることがある。これも睡眠と覚醒の境界があいまいな事を表しているように思う。連続的なので気付かないが、実は時々寝ているのではないだろうか。

以上、いずれも証明された事実ではないが、これらにより、「起きる」と「寝る」は、実は、連続的な変化なのではないかと思える。

そのような考え方を延長すると、タンクの中で寝たり起きたりした時には、起きた事を知らせる外的な刺激はほとんどないので、私たちは、いつ寝ていつ起きたのか、どこまでが現実でどこからが夢なのかを、きっちりと自覚できないのではないかと思えてくる。

さらに、C君の経験がうらやましかったので、何度もあのときの第四段階についてC君に問いただしていたところ、C君は、時間が経つにつれてあのときの瞑想の境地の経験を思い出すのが難しくなってきた、と言っていた。この点も夢の場合と似ている。夢も思い出すのが難しい。

あるいは、夢ではないけれど、起きたまま夢を見るイリュージョンのようなモードが実は人にはあるのかも知れない。普通の状態ではそのモードは発現しないが、人により、また、条件により、それが現れ得るのかもしれない。

C君自身も、後になって述べている。やっぱり、起きながら夢を見ているモードなのかもしれません、と。

夢を見ているとき（レム睡眠のとき）にはθ波が出るという。そして、チベットの僧侶の瞑想状態もそうなのだという。θ波が出るような状態では、ものを考えられなくなってくるともいう。このことからも、瞑想の境地とは、もちろん夢とは異なるが、何か夢に近い状態に過ぎないのではないかと思える。

夢と同じようなモードなのであれば、幻視や幻聴が感じられることも不思議ではない。

手がなくなったように感じられようと、心が宇宙大に拡大されようと、自由自在だ。

感覚の鋭敏化

負け惜しみじみて聞こえるかもしれないが、私の場合、タンクの中よりも、むしろ、タンクの外に出たときに、身体感覚のクオリアのすばらしさを実感したことが印象的だった。

前述のように、暗いところにしばらくいると目がなれることを適応あるいは順応(adaptation)と言う。同様に、感覚刺激の少ないところにしばらくいると、小さな感覚にも鋭敏な状態になると考えられる。その状態で、もとの世界に帰還したら、感覚系は、しばらくの間、外の世界の刺激に鋭敏になると考えられる。

実際、そうだった。

タンクから出てから数十分の間、私は、感覚が研ぎ澄まされたような、といおうか、世の中が輝いて見えるような、なんともいえない爽快な気分に浸ることができた。

いつも歩いている道が、――もちろん見た目はいつもと全く変わらないのだが――なぜか何かが今までとは違うような、新鮮な感じだった。

映画館で感動的な映画を見て、終わって映画館から出てきたときに、なんだか自分にも映画の主人公が乗り移ったかのような、少し現実世界が以前とは違ってしまったかのような、不思議なリフレッシュ感を感じないだろうか。あの感じに似ている。いや、それをさらにもう少し強烈にした感じかも知れない。

私はシンクロニシティーを信じないが、確かに、感覚が鋭敏になると、普段気付かないいろいろな事に気付く結果として、シンクロニシティーと感じるかも、と思えるくらいの研ぎ澄まされた感じだった。

しかし、もちろん、目が再び明るいところになれるように、数十分もすると、この鋭敏な感じはいつのまにか失われてしまっていた。

タンクの意外な普通さは、そういえば、昔、スカイダイビングをすると人生観が変わるよ、と言われてスカイダイビングをしたときの感じと似ている。聞くところでは、どう変わるのかわからないが、人生観が変わるという人が多い。しかし、私の場合は、残念ながら人生観は全然変わらなくて、落胆したものだ。そうはいっても、下から吹いてくる風の上に乗って飛んでいるかのような感じは、これまでに感じたことのない新たな感覚で面白かったし、忘れられない。今も、飛行機の窓からずっと下の地面を見ていると、飛び降りたい衝動に駆られるほどだ。

それと似て、あの、水面から顔やからだの一部だけ出したリラックス感の独特さは、なんとも忘れがたい。そこで、思わず家の風呂を真っ暗にして、湯ぶねの中で足を折りたたんで無理やり寝て、同じような気分を味わったりしてみたものだ。やってみると、わりと同じような気分になれた。と言っても、私の場合、もともと、単に暗い場所に寝ている感じに過ぎないのだが。

また、前にも述べたように、私は旅行が好きだ。未知の土地で知らないものを見、知らない人と出会うという刺激。これも、やはり、身体や心がリフレッシュ感を求めているのだと思う。そんなときのリフレッシュ感と、タンクのリフレッシュ感は似ている。一方は、未知の感覚刺激を受けた場合、他方は、感覚刺激を最大限に抑制した場合だから、本来、真反対のはずなのだが。

いずれにせよ、タンク体験は、スカイダイビングのような、あるいは、未知の世界を垣間見て感動した時のような、新しい感じであった事は確かだ。

（2）すべてはイリュージョンなのか

何までがイリュージョンなのか

第2章では、人の感覚知覚のクオリアは、現実世界の特徴を検出しているものというよりも、感覚のクオリアというイリュージョンを、脳が作り出しているものと捉えるべきであることを述べた。

また、本章の感覚遮断タンク体験のところでは、人の感覚知覚のクオリアにはかなりの個人差があるらしいこと、心の中に浮かぶイメージのクオリアにも大きな個人差があるらしいこと、それから、瞑想の境地は寝ている時の夢と大差ないのではないかということを述べた。

要するに、ここまで、「知情意」の「知」、すなわち、外界の環境の知覚と、内面からのイメージの表象について述べてきた。つまり、外界の様子を検出する感覚のクオリアも、内面から知覚のイメージを作り上げる場合の感覚のクオリアも、イリュージョンなのだ。

そうだとすると、それ以外の心の現象も、イリュージョンなのではないかと思えてこないだろうか。

もちろん、私はそうに違いないと思っているし、前著でもそのことを述べた。ここでも、他のクオリアも所詮はイリュージョンと考えざるを得ないことを、いろいろな視点から見ていきたいと思う。

まず、人間が考えごとをしている最中に、考えた結果が思い浮かぶときの感じについて吟味してみよう。つまり、外界の知覚と、それの表象以外の「知」であるところの、考えた結果を思い浮かべる感じについて。

心の中で、既知の文章を思い起こす場合を考えてみよう。

文章を思い起こす事は、刹那的な情報処理ではないように思える。文章はかなり長い論理パターンだからだ。

しかし、私たちは、文章全体を思い浮かべられるだろうか。

たとえば、「古池や蛙飛び込む水の音」という句を思い出す場合について考えてみよう。静かにこの文を味わうと、蛙が池に飛び込んだ衝撃により、水の音がたつとともに、水面に同心円状の波動が伝播する様子が連想される。

その前の、思い出していく過程について考えてみよう。それぞれの単語はいつ思い出されるだろうか。実は、これくらい短い文章の場合にも、「古池や」というと「蛙飛び込む」が、「蛙飛び込む」というと「水の音」が、順に思い思い出されないだろうか。チェーンに単語がつながっているかのように、芋づる式に心にわきあがってくるのではないだろうか。

このとき、私たちは、思い出したところにしか意識を集中できない。少なくとも「古池や」を思い出している瞬間には「水の音」には意識は及んでいないし、特に「古池や」に注意を集中しようと思いながら「水の音」を思い出そうとしない限りは、「水の音」の時には「古池や」には注意を注げない。なんとなく全体を理解しているような気はしているものの、注意を向けているのは一部分なのだ。

このような感じは視覚のクオリアと似ている。私達は、視線の中央に注意を向ける。周辺も見えているような気にはなっているが、実は注意を向けているわけではなく、むしろ無意識的に見ているかのような感じ——いわゆる、非主題的意識——だ。

では、文章を読む場合はどうだろうか。

同じく、「古池や蛙飛び込む水の音」という文章を読む場合について考えてみよう。

もちろん、文章全体を見ると、全体が認識されているような気にはなる。しかし、同時に読むことはできないので、実は、順番に知覚され、あとで統合されたような気になっているに過ぎないと考えられないだろうか。

実際、私たちの視線は、私たちが意識するほど滑らかに文章を追っているのではなく、ある点からある点へと断続的に動くことが知られている。つまり、私たちの実感以上に飛び飛びに入力された情報が、うまく統合されているらしいのだ。

私たちは、文章全体の意味を漠然と理解しているような気になっているが、ある程度長い文章になると、全体を思い浮かべる事はできない。少なくとも私は。

文章を聞く場合も同様だ。「古池や蛙飛び込む水の音」という文章を聞いた場合のことを考えてみよう。読む場合と同様だ。全体を理解したような気になっているが、実は聞いたところに注意を集中していて、なんとなく漠然と全体の意味がわかるのだ。ところで、私達は、ある単語を読んだ瞬間に、あるいは、聞いた瞬間に、言葉の意味を理解できる。これは不思議な事だ。

ある瞬間にリンゴを見る、というのはイリュージョンだった。リンゴであるという事を理解するために脳のニューラルネットワークが働き、その結果として、リンゴだとわかるはずなのであって、見た瞬間にわかるはずがないのだった。同様に、ある瞬間に、読んだことや聞いたことが理解できるわけがない。脳のニューラルネットワークが働いた結果としてやっと、意味が理解できると考えたほうが妥当なはずだ。

同様に、ある瞬間にリンゴについて考えたり、文章を思い出したりする、思考という「知」も、当然、同様に、イリュージョンであるはずだ。つまり、考えた瞬間に考え付

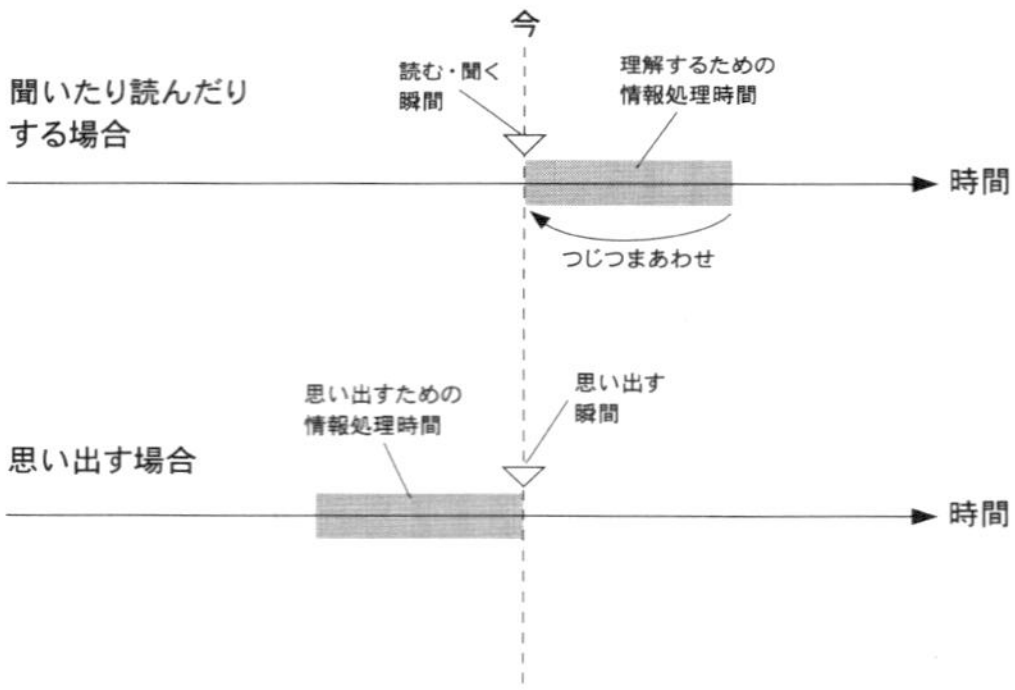

図16　読む・聞く時間と思い出す時間

くわけがないので、その前に無意識的な前処理が行われているはずだ。

まとめると、文章を聞いたり読んだりする場合は、知覚してから理解するまでのタイムラグがあるはずなのに、私達はそれを意識できない。一方、文章を思い出す場合は、思い出すまでの間に無意識的な準備があるはずなのに、私達はそれを意識できない（図16）。

このように、聞く場合と思い出す場合では過程が異なるはずなのに、私達が、今聞いていると感じている瞬間のクオリアと、今思い出していると感じている瞬間のクオリアは、同じようなタイミングで感じられる。これは、意識の時間が、そうなると都合のいいようにできていることを表すひとつの例だといえるだろう。

意識の時間の流れ方

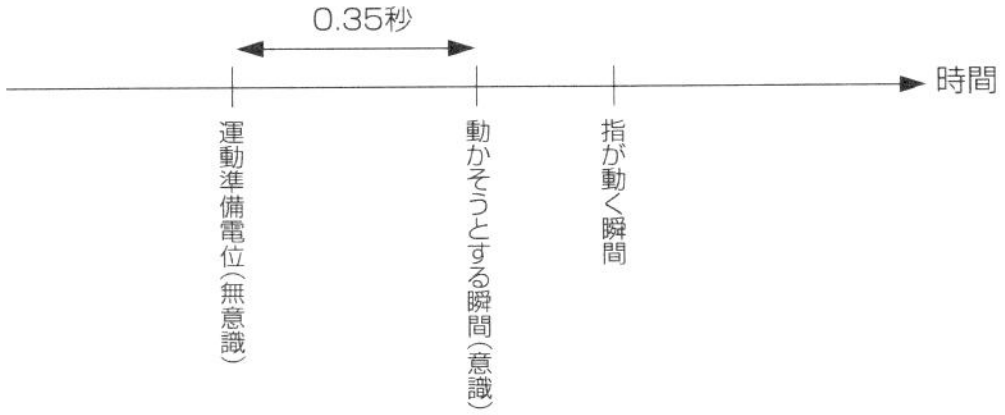

図17　無意識が意識に先立つリベットの実験結果

「知」はイリュージョンだということをみてきた。「情」はもともと勝手に湧きあがってくるものなので置いておいて、「意」について考えてみよう。

最近の認知心理学でホットな話題のひとつは、意識の時間は、思いのほか直感とは異なるという事だ。

意識の時間について考えるときの定番のひとつが、リベットの実験（『マインド・タイム　脳と意識の時間』岩波書店・二〇〇五年）だ。私の前著でも述べた。

人が指を動かそうとするとき、「動かそう」と意図する自由意志と、筋肉を動かそうと指令する脳のニューロンの運動準備電位が、どんなタイミングで活動するかを計測したカリフォルニア大学のリベット博士の実験だ。結果は直感に反していた。筋肉を動かすための運動準備電位は、意識下の自由意志が「動かそう」と意図する瞬間よりも、〇・三五秒も先だというのだ。常識的に考えると、まず人の心の「自由意志」が「動かそう」と決断し、それに従って体が動くと予想されるのに、結果は逆なのだ（図17）。

リベットの結果にいろいろな難癖をつけて、信じられないという方がおられる。しかし、私には、極めて自然で当然の結果に思えるので、難癖をつける気にもならない。もちろん、いろいろな意思決定を対象に、同様な実験結果を得ることは容易だと思うし、ホットなトピックなので、これからいろいろな研究者の実験結果が続々と出てくるだろうと思う。

なぜそんなに確信を持てるのかというと、以下の理由による。

視覚のところで、認知が脳のニューラルネットワークで行われるなら、見た瞬間にリンゴを認識できるはずがないことを述べた。

考えてみれば、すべての認知はそうなのだ。見た瞬間にリンゴだとわかるはずがないのと同様に、聴いた瞬間に恋人の声だとわかるはずがない。読んだり聴いたりした瞬間に、言語の意味がわかるはずがない。触った瞬間に、熱いと感じるはずはないし、ものの形がわかるはずがない。味覚も嗅覚も、触れた瞬間に感じるはずがない。知覚だけでなく、内的な認知も同様だ。何かをしている瞬間に、急に何か別のことを思い出したり、思いついたりするはずがない。考えごとをしていて、ある瞬間に、急に何か創造的なアイデアがひらめいたりするはずがない。ニューラルネットワークによる「知」の情報処理にかかる時間分だけ、本来は遅れるはずなのだ。それを、脳が補正して、タイミングを合わせてくれているとしか考えられない。

同様に、「意」の情報処理である意思決定が、脳のニューラルネットワークの演算により行われるなら、意識上で意思決定した瞬間に意思決定できるはずがない。事前に、意思を決定するまでのお膳立てのために、無意識下の時間をかけていると考える方が自然だ。むしろ、お膳立てがなければ、意思決定などできるはずがない。もちろん、感覚知覚の場合と同様、意識する時間は実際とずれていてもいい。

つまり、リベットの実験結果は不思議ではなく妥当だ。すべての認知が脳のニューラルネットワークで行われていることを認めるのだとしたら、何かを始めた瞬間に何かが終わるはずがないし、あらゆる情報処理のタイミングが合うはずがないと考えるのが、情報処理時間から考えて妥当だ。

錯視図形を見ると、空間が都合のいいようにゆがんで認知されるのと同様に、私たちの脳は、時間も都合のいいようにゆがんで認知するようにできているのだ。

いや、人間の感覚は鈍いので、数百ミリ秒の遅れは気付かないだけなのではないか、という反論が考えられる。数百ミリ秒以内に、先ほど述べたようないろいろな認知が行われているのだと言えるのではないか、と。

しかし、たとえば、視覚情報処理にかかる時間はざっと〇・二秒から〇・五秒だといわれる。刺激が複雑になると、その意味を意識するまでの時間は長くなる。たとえば、青い図形を意識するときよりも、青いコートを着た人物を意識するまでの時間の方が長くなり、その時間は〇・五秒もかかるのだという（リタ・カーター『脳と意識の地形図』原書房・二〇〇三年）。

もし、青いコートを着た人物を見てから、その人を意識したと実感するまでに〇・五秒もかかっていたら、なんて間延びしていることだろう。私達は、そうではなく、実感としては、見た瞬間に、青いコートの人物だと意識する。

複雑な認知に〇・五秒もかかっていたら、私達は間延びしていてやってられない。今時の受付ロボットのようなものだ。現時点での受付ロボットは、情報処理に時間がかかるから、時間遅れが赤裸々でまどろっこしい。それではやってられないから、人間の脳は都合のいい〝つじつまあわせ〟を発明したわけだ。先ほど述べたように、空間を都合のいいようにゆがませるイリュージョンと同様に、時間も都合のいいようにゆがませてしまおう、と。私には、そうとしか考えられない。

つまり、私達は本当は遅れて意識しているのに、時間をさかのぼって意識したかのように感じるようにできているのだ。

もちろん、神秘主義は排除した上での話だ。また、チャーマーズ派の人の中には、意識の時間の謎がふしぎだからこそ、クオリアの問題は、ニューラルネットワークが作ったイリュージョンではすまされない〈難しい問題〉なのだ、という逆の結果を導く人もいるが、ここではそのような考え方も除外している。つまり、クオリアは脳のニューラルネットワークが作ったもの、という前提のもとでの議論だということは、ご了解いただきたい。

私たちはゾンビである

ここで、ゾンビの話を思い出していただきたい。

まず、第1章で、ゾンビの定義とそれに関する異議について述べた。すなわち、ゾンビと人の差こそが、心の哲学の主題であることを述べた。

また、第2章の触覚のところで、ゾンビとヒトのクオリアの違いは、現在のクオリアの差の分だけだということを述べた。つまり、過去のクオリアを思い出している分には、人とゾンビは大差ないことを述べた。もちろん、記憶を思い出したときのその感じのクオリアがリアルかどうかという議論をしだすときりがないが、少なくとも、人もゾンビも、過去のクオリアを思い出して、あのときに確実にクオリアを感じた、と主張しているという点においては差がない。

つまり、ゾンビと人の差は、今現在、人間が今ここで感じているクオリアの質感のみだというところまで、話を追い込んできた。

しかし、ここで述べたいことは、実は、現在のクオリアの部分も、差がないと言えるのではないだろうか、ということだ。

なぜなら、現在らしさはイリュージョンだと考えられるからだ。

なにしろ、見た瞬間に赤いリンゴだとわかったり、読んだ瞬間に単語の意味を理解できたりできるはずがないのに、見た瞬間の画像と、脳の情報処理結果として得られるリンゴや単語の意味とが、時間をさかのぼって重ね合わされて、ある瞬間の複合的なクオリアとして感じられる。両者の重ねあわせが、見た瞬間にできるはずがないのに、だ。

また、リベットの実験によれば、今まさに意思決定したと思っていたことも、無意識下の過程の追従でしかなかった。「今、私は意思決定している」という、何物にも代えがたいように思える力強いクオリアは、虚構だとしか考えようがないのだ。

また、今まさに何々をした、という体験自体が疑わしいのだ。つまり、先ほど述べたように、リンゴを見た瞬間にリンゴだと感じるクオリアが生じたり、恋人の声を聴いた瞬間にいとしいと感じるクオリアが生じたりする事が、そもそもおかしいのだ。本来、ありえないのだ。

ということは、「現在」のクオリアは本当は現在ではないのに、現在だと思い込むように私たちができている、としか考えようがないように、私には思える。

第2章で、過去のクオリアを思い出していると主張しているという点においては、人もゾンビも差がないと述べたが、「現在」と思っていることも「過去」なのだから、第2章の論理と似ている。過ぎてしまった過去の事を、あたかも現在のクオリアのように感じているに過ぎないのだから、もはやゾンビの悪あがきとそっくりだ。

つまり、現在のクオリアは本当は存在しないのに、私たちが、存在しているかのように思い込んでいるに過ぎないのだから、残念ながら、現在のクオリアは、本当は存在しないということだ。もしそうなら、悲しい事だが、ヒトとゾンビは大差ないということになる。

私たちは、意識のクオリアがいままさにここにあるという直感によって、人間はゾンビとは違うと思いたがっているのではあるが、実のところ、その直感は、思い込みなのだ。

そう直感するようにできているから、そう直感しているだけなのだ。ゾンビだって、「信じてください。本当に、今、まさにクオリアがあると感じています」と力説するに違いないのだ。彼らと、私たちと、どこが違うのだろう。本当は、現在の意識のクオリアなんて存在しないのだ。つまり、やはり、イリュージョンでしかないということなのだ。

クオリアの実感は、私たちが感じてしまう以上、消去され得ないのだが、その存在の基盤は、逃げ水が物質のリストから消去されるように、消去されるべきなのだ。

（３）思想家釈迦と空

瞑想の境地と悟りの境地

釈迦の話をしよう。本書では宗教の話に立ち入るつもりは全くないが、人間釈迦について考える事は、これまで述べてきた瞑想の境地や悟りの境地、あるいは、心はイリュージョンか否か、という議論に深くかかわるからだ。

釈迦とは、言うまでもなく、紀元前六〜五世紀に生きた、仏教の教祖のことだ。ただし、釈迦の最も古い言葉を集めた『スッタニパータ』（『ブッダのことば　スッタニパータ』〔岩波文庫・一九五八年〕参照）によると、釈迦自身は自分が仏教の教祖だとは夢にも思っていなかったようだ。釈迦自身は、自分は単なるバラモン（修行僧）のひとりでしかないと思っていたという。後の人が釈迦を教祖とあがめた宗教を作ったから、教祖と言われているに過ぎない。

したがって、本書では、釈迦自身の自己認識に合わせて、釈迦を、宗教家ではなく思想家と捉えたいと思う。

釈迦の本名はゴータマ・シッダールタという。釈迦というのは、本来、彼が属していた種族（釈迦族）の名前だ。したがって、ゴータマ・シッダールタのことを釈迦と呼ぶのは本来おかしいのだが、本書では、通例にしたがって釈迦と呼ぶことにしよう。

私は、子どものころから、釈迦のいう悟りの境地がよくわからなかった。スローガンとしては知っていたが、実感としては全く理解できなかった。

前にも述べたように、瞑想の境地と悟りの境地は異なる（図18）。

瞑想の境地とは、自分の身体がなくなって心だけになったような、あるいは、心が宇宙大に広がって世界と一体化したような、いわば第3章（1）のC君のような体験だ。これは、私の解釈によれば、夢と同じようなイリュージョンだと考えられる。

一方、釈迦が至った悟りの境地とは、煩悩を捨て、執着を捨て、欲求を捨て、現世を望まず、来世も望まず、すべてのものは虚妄であることを全体として理解する境地だ。自我は妄執によって仮に構築されたものなのであって、存在するかのように思い込まれているものに過ぎず、自我は行為の主体ではない。この事を理解し、自我への執着を離れれば、世界は「空」なりという達観した見方をすることができるようになるという。

凡人と釈迦の違い

言いたいことはわかる、論理的には。確かに、全ての欲を捨て去る事ができれば、何

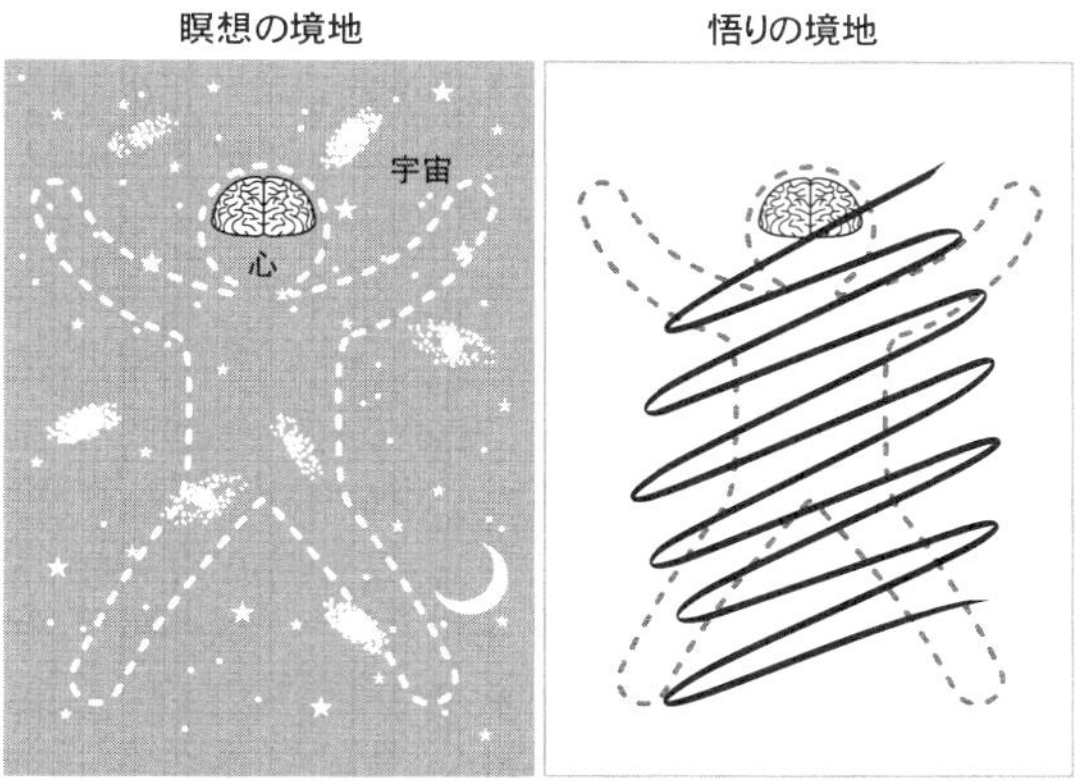

身体にとらわれることなく、心と宇宙が一体化したかのような体験。

無我。心の主体は我（意識）ではない。すべてはイリュージョンである。このことを、考え抜いた末に理解すること。

図 18　瞑想の境地と悟りの境地

が欲しいとか、何をしたいとか、死にたくないとかいった、あらゆる煩悩から超越できるので、それらによって悩み苦しまなくてもすむようになるだろう。

しかし、そんな境地に達せるわけがないではないか、というのが昔の私の感想だった。なにしろ、全ての欲を捨てろと言うのだ。愛する妻子に執着する事も、金銭欲や出世欲や、旅行をしたいとかおいしいものを食べたいとか、様々な欲求も、すべて捨て去れというのだ。それができれば、そりゃあ、悩みの種もなくなるだろうが、しかし、それとひきかえに、楽しい思いもなくなるのだ。そんなつまらない人生、しょうがないではないか、というのが昔の私の感想だった。そんなつまらない境地に至るより、欲のある楽しい人生の方がいいのではないか。

釈迦は何の欲もなかったのだろうか？　確かに、修行僧に向かっては、妻子も財産もすべて捨てて出家し、ただ一人歩めといっている。もちろん、自分自身もそのようにしている。したがって、一見、欲から超越しているようだ。

それにしても、妻子も捨てよとは、愛の宗教と呼ばれるキリスト教の正反対なのではないかという気がする。

しかし、実は、キリスト教だって、妻子は愛の最大の対象ではないのであって、妻子以上に神を愛せという。そうしないと救われないという。そういう意味では、一見、両者は似ている。

ただ、釈迦は、修行僧のみならず、在家の普通の人も悟りに達する事ができると考えていた。

『スッタニパータ』の中では、幸せについて述べている。人を尊敬し、妻子や親族を愛し、良い行いをし、安穏である事がこよなき幸せである、といった具合だ。すくなくとも、普通の人に対しては、妻子を捨てよとも、幸せになりたいという欲求を捨てよとも言ってはいない。

　普通の在家の人が悟りの境地に達するのは、修行僧の場合よりもたいへんだとは言っているので、欲がない方がよりよいとは思っていたのだろうが。しかし、妻子を捨てなくてもいちおう悟りに近づけるとは言っている。つまり、釈迦は、妻子を捨て、人間関係を捨てて、ストイックで冷徹な世界に入り込んだ人のように思えるが、すべての人に対して同じ事を求めていたわけではない。

『スッタニパータ』には、キリストのような愛も説かれている。

　一切の生きとし生けるものは、幸福であれ。安穏であれ。安楽であれ。いかなる生き物も、すなわち、おびえるものも、強剛なものも、長いものも、大きなものも、中くらいのものも、短いものも、微細なものも、粗大なものも、目に見えるものも、目に見えないものも、遠くに住むものも、近くに住むものも、既に生まれたものも、これから生まれようとするものも、ことごとく、一切の生きとし生けるものに、幸あれ。

お経でしか釈迦の教えを聞いたことのない普通の日本人にとって、この言葉は、釈迦ではなくキリストの言葉なのではないかと思うくらい愛に満ちていると感じられないだろうか。しかし、これは、思想家釈迦自身が語ったといわれる言葉なのだ。

釈迦は、楽しみについても述べている。楽しみというのは、欲求の一種だから、全てを捨てる空とは矛盾するようだが、無欲で孤独な境地をさまようのは楽しい、と言っている。

他人には幸せになる方法を説き、しかも他人に対し幸せであれ、と願う人間釈迦自身は、では、なぜ、ストイックな人生を選び、悟りの境地に至れたのだろうか。

なぜ釈迦は悟れたのか?

いろいろな体験をした結果として満ち足りていたことが必要条件の一つなのではないかと思う。

釈迦の人生を振り返ってみると、若い時は王宮における贅沢な生活を送っていたという。その後、二十九歳の時、妻子も財産も捨て、苦行の旅に出る。しかし、苦行では悟りを開けないと考え、菩提樹の木の下で瞑想している時に悟りの境地に達したという。

つまり、釈迦は、豊かさも貧しさも楽しさも辛さも経験した後に、豊かさと苦行の両方を否定したのだ。これは、両者を経験したからこそできたことなのかもしれない。

私達凡人は、あれもしてみたい、これも欲しい、といろいろなことやものを欲する。釈迦は欲を制するというのだから、まねのできないすごい人のようだが、実は、若いころにとっくに経験済みなのだ。

確かに、私たちも、贅沢してみると飽きてまた別の刺激を求めがちだ。新しい事にも、新しいものにも、どんな刺激にも慣れ、飽きる。

凡人が愚かなのは、慣れても飽きてもさらに次の刺激を求めてしまう事だ。その点については、釈迦は違っていた。贅沢な生活の後に、刺激を求め続ける事のばかばかしさに気付いた。

両方のばかばかしさに気付いた点が凡人と異なる点のように感じられるかもしれないが、私は、もしかしたら、当時は単に現代と比べて刺激的な誘惑が圧倒的に少なかっただけかも知れないという気もする。

さて、釈迦は、贅沢に飽きたのか、ばかばかしくなったのか、今度は極端な苦行に走った。しかし、苦行もばかばかしいと気付いた。どちらも無意味だと。

それが、「空」だ。つまり、「イリュージョン」だ。

（4）生命というイリュージョン

悟りの境地は簡単に理解できる

今の私には、釈迦が言っていた事が実によくわかる。

釈迦の思想と、受動意識仮説は似ている点があるからだ。とはいえ、両者のプロセスは全く異なる。釈迦の場合は第一人称的に自分自身の実体験として、心がイリュージョンである事を見抜いたのに対し、受動意識仮説では、脳神経科学や認知心理学の先端的知見から、意識の機能は受動的であり、現象としての意識は幻想的であるということを第三者的に述べたものだ。

釈迦は、五感から入ってくる欲求をすべてなくす境地に至った。すべてを捨て去る境地に至って、意識はイリュージョンであり受動的であることを理解した。

釈迦のいう無我は、「我はない」なのか「我ではない」なのかという議論があるが、私は「我ではない（非我）」だと思う。

五蘊非我《ごうんひが》という言葉がある。五蘊は、五つの心の働き、すなわち、色受想行識を表す。

色は身体、受想行識は様々な心の作用なので、五蘊は身体と心の働きという意味だ。したがって、私たちの身体と心の働きは、我（私たちの意識）のつかさどるところではない、という意味になる。もちろん、他の解釈もあるのだが、非我説に従うと、以上のような解釈になるのだ。

つまり、意識は行為の主体ではない、ということであり、私の主張——行為の主体は無意識の小びとたちの自律分散演算の側にあり、意識の側にはない——と全く同じだ。

ただ、私の方は、苦行の末にそれを悟ったのではない。様々な現代科学の結果として続々と得られている知見から考えると、意識は行為の主体というよりも、無意識下の結果を受動的に受け取って、それが我であるかのように勘違いしているイリュージョンだと考えた方が合理的であって、あらゆる知見のつじつまが合うということを、論理として説明しているのだ。

第一人称的に欲を捨てようとしなくても、客観的に、欲などはかないものだといえるという事を、苦行によってではなく、論理として示してきたのだ。

私たちの「知情意」はイリュージョンだ。存在すると思うと固執したくなるかもしれないが、もともとないのだ。ないのに、イリュージョンとして、あるように見えている分だけ「儲けもの」というものだ。生きているクオリアの実在を信じようとするから、死ぬのがいやになるのだが、生きているクオリアなどという物は本当はなく、私たちはゾンビなのだが、脳のおかげで、生きている感じを感じていられるだけ「儲けもの」というものだ。

儲けもの!?

「儲けもの」という表現は適切ではないかもしれないが、人生をゲームにたとえると、百だけトークンを持っている人が、トークンがひとつふえたり減ったりすることに一喜一憂するのではなく、もともとゼロだったトークンが百もある「儲けもの」、あるいは「ラッキー」「思いがけないご褒美」のようなものを喜ぼうというニュアンスだとご理解いただきたい（図19）。

修行を極めることによって「我」を捨て去った感じを実感しなくても、「我」なんてものは本当は存在しないのだ、と論理として実感すれば、私たちも、もともとのトークンはゼロ、という釈迦の言わんとした感じに至れるのではないだろうか。

意識など取るに足りないものなのだ。人間の尊厳なんてたいしたものではないのだ。もちろん、だから命を粗末にしてもいいとは言わない。むしろ極めてはかなく頼りない命だからこそ、この「儲けもの」を大切にしなければなるまい、という感覚だ。

意識は自然の自律分散的活動のモニターに過ぎないのだ。たまたま一つの個体に一つの「我」があるように感じられるに過ぎないのだ。もともと何もない、のっぺらぼうの

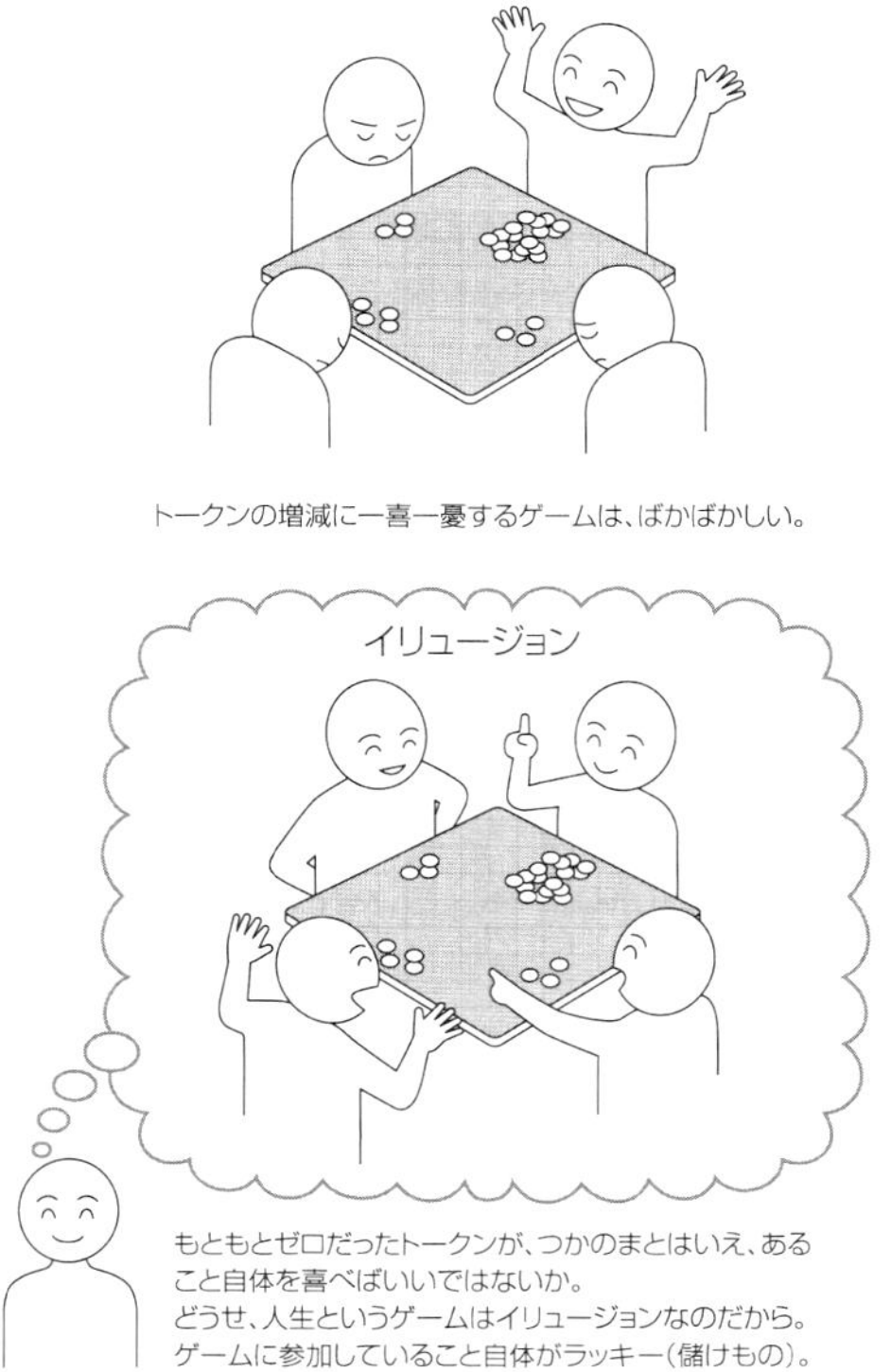
トークンの増減に一喜一憂するゲームは、ばかばかしい。

イリュージョン
もともとゼロだったトークンが、つかのまとはいえ、あること自体を喜べばいいではないか。

どうせ、人生というゲームはイリュージョンなのだから。

ゲームに参加していること自体がラッキー（儲けもの）。

図 19　人生のゲームを楽しむ方法

自然の一部が、どういうわけか、ただ一瞬、「我」になったという奇跡の「儲けもの」を堪能し、堪能したあとは、また、のっぺらぼうの自然に戻るだけなのだ。それでいいではないか。

ロボットが心を持つ日だって、恐れるべきものではない。むしろ必然であり当然だ。人間の心だけが特別という価値観は捨て去るべきなのだ。

簡単なマインドテストがある。未来のある日、いや現在でもいいが、あなたの恋人が、実はロボットだったらどうする？　というものだ。もうひとつのバージョンは、実はあなたがロボットだったらどうする？　というものだ。どちらも大差はない。あなたにとってかけがえのない、人間の命というものが、人工的に作られたものだったとしたらショックかどうかということだ。多くの人はショックだという。それは、人間の心が他の動物とは異なるものであり、ましてや、人間が作ったロボットの心などとは異なっていて欲しい、という、いわば保守主義によるもののように、私には思える。

私は、特別な感慨を持たない。恋人がロボットだろうと、私自身がロボットだろうと、逆に恋人や私が人間だろうと、別に差を感じない。心などそれだけのものだと思っているからだ。むしろ、精巧なロボットは長生きできるだろうから、心を持ったロボットの方がうらやましいくらいだ。

心を持ったロボットを一体作れば（作れれば、だが）、そこには自我意識がひとつ生じる。ひとつの体に心はひとつ。それだけのことだ。そしてそれは、人間が一人生まれれば人間の心がひとつ生まれるのと同じことだ。違うのは、進化の結果生まれたか、人間が作った人工物として生まれたか、という違いだけだ。

ニヒリズム

要するに現世はニヒルなのだ。いわゆる、ニヒリズムの思想そのものだ。

一度そう理解すると、世の中のすべてのことがらへの執着やこだわりから解き放たれ、楽になる感じがしないだろうか。これが悟りの境地だ。

そう考えると、あらゆるものがイリュージョンだとわかる。

世の中に、根源的な「価値」などというものは存在しない。価値とは、のっぺらぼうから生まれた人間が、勝手に作りあげた概念に過ぎない。ところ変われば価値は変わる。もちろん、現代哲学はそれに気付いており、それがまさにニヒリズムだ。

テレビのニュースを見ていると、最近、悲惨な事件が後を絶たない。コメンテーターは、尊い人の命を無駄にしてはいけない、と叫ぶ。しかし、誤解を恐れずにいうと、やや違和感を覚える。人の命は、本来ある普遍的な属性として尊いわけではない。現在からほんの少し時代をさかのぼれば、命が粗末にされていた時代だったのだ。絶対的な価値などない。尊いかどうかは、人が決めるものに過ぎない。文化的文脈にしたがって、その社会がその社会の価値やルールを共有すべきなのだ。コメンテーターはそう叫ぶべきなのだ。問題はそこにある。ニヒルな世の中だからこそ、価値について議論して、基準を明確にすべきなのだ。

話がそれたが、「価値」はイリュージョンだ。絶対に。私はそう思う。

もちろん、基本的な価値といわれる「真善美」だって、イリュージョンだ。

絶対的な「真」なんてない。たとえば、物的一元論と心的一元論はどちらが正しいか、という問いに答えは出せない。

絶対的な「善」だってない。ある立場における善が、他の立場ではそうでないことは、よくあることだ。たとえば、戦争中に敵を殺す事は、その国においては善だ。

絶対的な「美」もない。文化が異なると、美の解釈も異なる。西洋的な顔が美人というのは最近の事であって、鎖国時代の美人は浮世絵の顔だったのだ。

もちろん、絶対的な真善美などないと言ったら、近代哲学者カントは納得しないのだろうが、その後、構造主義からポストモダンへと発展する現代哲学は、明らかにニヒリズムへと向かう。したがって、すべてがイリュージョンだという考え方は、現代哲学の主流から見ると、むしろ当然といってもいいのかも知れない。

愛だってイリュージョンだ。

愛は、かけがえのないものであるように感じられるけれども、マズローの欲求の階層説の中では下の方に位置する。「生理的欲求」「安全欲求」の次が、「所属・愛情欲求」だ。また、愛する事の生物的な役割は子孫繁栄だから、「生理的欲求」に関与するといってもいい。

つまり、愛はもともと食欲や排泄欲と似て、本能的なものだから、私たち人間は逃れられない。

もちろん、愛欲のことだけを言っているのではない。子どもを愛する気持ちとか、愛する人を守りたい気持ち、というのは人間的だと思われるかもしれないが、これらだって本能的なものなのだ。それが証拠に、子どもを愛するときのような純粋でかけがえのない感じのする愛情も、深い教養の結果湧き上がるものだったり、マズローの高次の欲求のように低次のものが満たされなければ出現しないようなものではなく、正常な人なら、誰でも単純に、力強く湧きあがってくる。それに、自己維持と子孫繁栄のため、という生物学的理由により基本的には説明できてしまうことからも、本能的反射の一種に過ぎないことがわかる。

もちろん、さらに高尚な愛もある。他者への無償の愛とか、人類愛とか、この世界自体をいとおしく思う気持ちとか。このような愛は、低次の愛が満たされてから湧き出してくるもののように思う。

実際、釈迦は妻子を捨てて出家したのだが、前に述べたように人々への慈悲の心について述べている。やはり、愛には、自分の欲としての愛と、無償で大きな愛とがあるということだろう。

いずれにせよ、高尚であるように思える愛も、所詮は無意識的な情報処理の結果沸きあがってきたものを、私たちの意識が暖かいクオリアとして感じているに過ぎないと考えれば、さびしい気もするが、やはりイリュージョンに過ぎないのだ。

幸福というイリュージョン

生きる目標はなんだろうかと考えてみると、幸福であること、あるいは、幸福になることではないか、というところにたどり着く。他の目標もあるが、その目標のメタ目標は？　と考えていくと、幸福にたどり着くのではないかと思う。しかし、究極の人生目標である幸福だって、イリュージョンだ。

ある調査によると、所得と幸福度には比例関係があるという。したがって、お金を稼ぐ事は、幸福への近道と言わざるを得ないのかもしれない。

また、サラリーマンは、出世している人の方がそうでない人よりも忙しく、毎日の夕食を家族とともに取るチャンスも少ないにもかかわらず、出世していない人よりストレスが小さく幸福度が大きい傾向があるという。

つまり、他人よりもうまくいっていると幸せと感じる傾向があるのかもしれない。

以上の調査は、同じ時代における、異なる境遇の人の比較だった。

では、時代が異なる場合の幸福感を比べられるだろうか。

時代を追って幸福度を調べたアメリカでの調査結果を見たことがある。その調査によると、調査対象の平均所得は時代とともに増えて行くため、時代を経るにつれて物的には豊かになっているはずなのに、幸福度は変わらなかったという。つまり、科学技術や社会制度は進歩し続けているのだから、人々は、時間の経過に伴い、より幸せになっているのではないかと思われるが、実はそうでもないのだ。

別の調査によると、一九七〇年代の日本人は、なんと七〇パーセントの人が、自分は幸せだと考えていたという。内訳は、とても幸せからやや幸せまで分布しているのではあるが、マクロに見ると、いわゆる一億層中流意識の時代には、中流である事は幸せだったのだ。何しろ、高度成長期だ。世の中はどんどん良くなっていくという希望に満ち溢れていた事だろう。

では、現代はどうかというと、二〇〇〇年代になっても、六〇パーセントの日本人は、幸せだと答える。一九七〇年代には負けるが、ほんの一〇パーセントの違いに過ぎない（もちろん、日本人の一〇パーセントは一千万人以上だから無視できない数ではあるが……）。経済成長率は低迷し、人口が減り、犯罪が増え、世も末だといわれる現代の日本人の幸福感も、実は、統計的に見ると、あの輝かしい七〇年代と一〇パーセントしか違わないのだ。

いや、見方を変えると、先ほどのアメリカの調査は、科学技術や社会制度が進歩したはずなのに幸福度は変わらない、という結果だったが、なんと、日本では、少なくとも科学技術や社会制度は大きく進歩したはずなのに、幸福度は下がったということだ。

これはショッキングだ。

私はこれまで、企業や大学で、科学技術の進歩のために仕事をしてきたつもりだった。同様な方も多いと思う。それなのに、幸福度が低下しているとは、どういうことだろう。これでいいのだろうか。

時代がもっと異なるとどうだろう。

未来のことはわからないためか、未来の人のことを想像してみても、未来人はうらやましいとはあまり思わない。

きっと未来は今よりも便利になっているだろうから、未来の科学技術を見てみたいという好奇心はわく。しかし、未来人の方が現代人よりも幸福だろう、とはあまり思わない。

では、過去はどうだろうか？

現代日本人は、昔の殿様よりも、家は狭いが、暖かいし、清潔だし、外に出れば自動車も飛行機もあり、世界を見て回れるし、長生きだ。では、現代人は殿様よりも幸せだろうか。比べようがないが、殿様は少なくとも昔の武士の目標であり、頂点だった。快適さや安全さの点では、私たちの方がいいような気もするが、精神的な充実感ではかなわない気もする。

時代と境遇があまりにも違うと、比べるのは困難だということのようだ。では、釈迦の時代のネパールの生活環境についてはどうお感じだろうか。当時のネパールは、今の日本よりも苛酷だったのではないかとは思える。しかし、釈迦は幸せだったというのだから、気の持ちようというか、人それぞれだ。

つまり、幸福のイメージなど、所詮、過去やまわりとの比較の結果、感じているイリュージョンに過ぎない。

現代は、金持ちは幸せだという考えが必要以上に広まっていてうんざりするが、金持ちになったって、幸せとは限らない。金持ちで不幸な人は山ほどいるし、貧乏だが幸せな人も山ほどいる。

幸せになろうと思ってもなれない

幸せについて考えるとき、重要な事は、そもそも、幸せになろうと思えばなれるとは限らないということだ。幸せか否かは主観的だ。「幸せだ〜」という感情は、簡単にはコントロールできない。要するに、そのようなクオリアが湧きあがってきた人は幸せで、湧きあがってこない人はそうではない、というだけのことなのだ。

地球上のどこか二か所に、窓から外を見ている人がいたとしよう。彼らが行っている事は、ただ窓から外を見ているということだけだ。何も違わない。しかし、幸福かどうかは全く異なる。一人は、つらいことがあっていままさに飛び降り自殺をしようとしているところで、窓の外の世界に別れを告げているのかもしれないし、もう一人は、希望に満ち、夢を描き、世界が輝いて見えているのかもしれない。したがって、幸福かどうかは、その時点の行為だけからは決まらない。いや、逆にいうと、今、行っていることに大差がなくても、脳に蓄積された過去の記憶によって、幸福かどうかが決まっているのだ。

そして、幸福は受動的だ。感情と同じだ。

人は、嬉しいと思おうとして嬉しくなれるのではない。それまでの色々な事柄の結果、嬉しいという気持ちが湧き上がってくる。感情とは、そのようなものだ。幸福もこれと同様だ。幸福になろうと思ったらなれるのではなく、過去の色々な事柄の結果、幸福感がじわっと湧いてくる。ただ、「嬉しい」よりも「幸福」の方が長期的なトレンドだという点では異なるが。つまり、幸福でなくても刹那的に嬉しいことはありうるし、不幸な気分であっても刹那的に嬉しい気持ちになることはありえる。

では、どのような人が幸福になれるのだろうか。実は、誰でもなれるのではないだろうか。

私は風呂に入っているときにいつも思う。「あ〜、幸せだ」と。このときの幸福感は、誰でも平等だと思う。

大金持ちが大理石の大浴場に入っていようと、貧しい人の小さな風呂だろうと、また、風呂の外にはどんな金品があろうが、何もなかろうが、少なくとも、裸になり、湯につかり、目を閉じて、さっきまでの色々なことは忘れてリラックスしている限りにおいて、「あ〜、幸せだ」という感じには、誰も大差はない。

幸福感のクオリアなんて、気の持ちかたに依存して、勝手に湧きあがってくるイリュージョンに過ぎない。だから、金持ちになったってしょうがないし、貧しさを悲観する事もないのだ。

むしろ、生きている事が「儲けもの」だと思えば、それだけで幸せだと感じられないだろうか。先ほども述べたように、トークンの数が九十九か百一か、と争っているから不幸なのであって、ゼロだったものがいくつかになった奇跡のイリュージョンを喜ぶならば、生きとし生ける者は、誰だって、最高に幸せだ。

死というイリュージョンのとらえ方

ある人からおもしろい考え方を聞いたことがある。

時間の感覚は実時間とは異なるものなので、実は、死ぬ瞬間には時間感覚が無限大になるのではないかというのだ。つまり、死ぬ瞬間に、人は人生を走馬灯のように思い出すというが、死が近づくにつれて一秒間に思い出したり感じたりできることはどんどん増え、ついには最後の一秒が何十年、何百年のように感じられるようになるのではないか、と。主観的な時間が無限大に延びるので、永遠に死なない。これはなかなか楽しい楽観論だと思った。

ウサギがカメに追いつくまでの時間を細分化していくと、ウサギがカメに追いつく瞬間には決して到達しない、というウサギとカメのパラドックス（あるいは、ウサギをアキレスに置き換えて、アキレスとカメのパラドックスともいう）を思い出す。

もちろん、私はそうは思わない。むしろ、死は静かなフェードアウトだと思う。『スッタニパータ』によると、釈迦は実は死後の世界の事についてなど論じていないという。死後にどうなるのかは死んでみないとわからないのだから、そんなことを論じる事は無駄だと考えていたらしい。

当時は脳科学もなかったし、輪廻が信じられていた世の中だったから、釈迦の見識は当時としては妥当だろう。しかし、脳が心を作ったことを認めるなら、残念だが、死は個体の意識の終焉だと考えるべきだろう。

いつも思うのだが、寝るときは死ぬときに似ている。もちろん、死んだことはないが、意識がいつの間にかなくなってしまうという点で同じだ。

ある調査の結果、ストレス解消のベストスリーに、男性の場合、「寝ること」というのが入っていた。これは実は自殺願望に近いのかもしれないなどと思うことがある。なぜなら、寝ることも、死ぬことも、意識のある状態からない状態へと移行するものだという点では同じだからだ。したがって、「いやなことは忘れて眠ってしまいたい」というのは、「いやなことは忘れて死んでしまいたい」のお試し版というか、復帰可能バージョンだということができる。

起きているか寝ているかの境界が実はあいまいなのだとすると、生きているか死んでいるかの境界も、思いのほかあいまいなのかもしれない。考えてみれば、生まれたころにはあいまいな意識しかなかった。乳児から幼児になるころに、なんとなく「自分」というものが確立したような気がする。要するに、意識が生じたときは、ゼロから生への境界はあいまいだったのだ。だったら、またのっぺらぼうな自然に戻っていく時だって、同様に連続的な変化だと考えたほうが自然だ。

どうしても天国に行きたい人は、のっぺらぼうな自然と一体化した世界を天国と呼ぶのだと考えればよい。私にはむしろそうとしか考えられない。そこには、擬人化した神など、もちろんいない。悩みも苦しみもない。もちろん、それ以外のものも、何もない。のっぺらぼうの世界こそが天国なのではないだろうか。

死というもの自体もイリュージョンなのだ、と言えるのではないだろうか。確実に将来やってくるから、確実にあるような気はする。しかし、眠りに落ちる瞬間に似て、誰も決して死の瞬間を意識する事はできない。生きたまま死ぬ瞬間を体験できる人はいないのだ。そう考えると、先ほどの楽観論は、死に追いつけない事実をうまく表しているようにも思える。

そんな説明より、言いたかったことは、以下のことだ。すなわち、既に何度も述べたように、私たちは、何の弾みか、たまたまこの世に生まれてきて、今、意識というイリュージョンを感じているだけ「儲けもの」なのであって、死とは、トークンの数が元のゼロに戻り、「空」の世界に帰っていくだけのことなのだ。だから、死はすべての終わりではなく、ただもとに戻るだけなのだ。

このように述べている瞬間——つまり、釈迦的気分になっているとき——私は死が怖くないと思う。本当に、心から思う。したがって、釈迦の悟りの境地を垣間見たのだと確信できる。

しかし、ふと我に返り、世俗の欲求のことを振り返ってみると、とたんに欲深くなり、同時に再び死が怖い自分に戻る。

これは本能によるのだと思う。釈迦だって、悟りの境地に至るまでは、心の中の悪魔、つまり、欲望や死を恐れる気持ちと闘っている。

このような邪念は、心が進化によって作られたシステムである以上、普通の人には完全には超越できないように思う。私たちの心は、生命というシステムとして生まれたからには滅しようのない、本能に支配されているからだ。もちろん、釈迦は、そうである自分の思考により本能から完全に超越できたのだが、彼は特別であって、多くの人にとっては、せいぜい私のように、超越できる瞬間と元に戻る瞬間とがいったりきたりする中途半端なレベルまでが限界なのかもしれない。

ただ、皆が煩悩を完全に滅すると、社会は成り立たなくなる。実際、釈迦の教えに従って悟りの境地に達した修行僧たちは、そのまま幸せに死んでいったという。世界中の人たちがこのように自殺していったのでは、現代社会は成り立たない。

生というイリュージョンの過ごし方

では、現代人は、イリュージョンである私たち自身の心と、どのように折り合いをつけて生きていくべきなのだろうか。

それは、既に何度も述べたように、心も欲も真善美も実在すると考えることから出発し、既得権益をごりごりと守ろうとするのではなく、もともと何もないはずのところに心や物が今あるように思えているという奇跡的な「儲けもの」のイリュージョンを静かに楽しもう、という生き方だ。釈迦のいう在家の人の生きかたがちょうどこれに近い。

しつこいようだが、もう一度言おう。

心のクオリアが確固として存在すると考えようとするから、死ぬのはいや、という気持ちになるのだ。そうではなく、もともと何もないのだし、たまたま、意識というイリュージョンを堪能できる、人間という生物の意識として生まれ出てきたことに感謝しようではないか。イリュージョンを感じられるうちに大いに楽しもう。所詮はかないイリュージョンなのだから、脳が停止したらイリュージョンも停止するのは仕方がない。また、何もない状態に戻るだけだ。眠るのと大差ない。「永眠」とはよくいったものだ。しがみつくほど確実なものなど世の中のどこにもないのだから、イリュージョンを楽しむしかない。

もちろん、私たちが生命として生きる規範はもともと何もないのだから、自分でデザインするしかない。人生をどうデザインしても無に帰す事をわかった上で、やはりデザインするしかないのだ。

どうせ無に帰すのだからむなしい、と感じる方もおられるかもしれないが、もともと無だったところに新たなデザインをしてみるささやかな楽しみだ、と思えばクリエイティブだ。

はかない人生なのだから、やりたいようにやるしかない。

といっても、自暴自棄はいけない。

人生のデザインは、数十年間陳腐化せずに持続するものであるべきだろう。ささやかとはいえ、死ぬまで数十年というそれなりの期間、ハッピーでいるに越したことはないので、現在と未来をハッピーにするようなデザインであったほうがいい。

最近のニートやフリーターの人の気持ちが、私にはよくわかる。「どうせこの世の中には確固とした価値も規範もないのだから、大人達が作ったルールに無理して従わなくてもいいじゃん」。現代がニヒリズムの時代である事を体で見抜いている、妥当な帰結のひとつだと思う。しかし、フリーターの人の生涯賃金を見積もると、明らかに定職を持つ人よりも少ない。豊かな日本だからそれでも何とかなるのかもしれないが、人生を長期スパンで考えるとリスキーではある。したがって、フリーターやニートの考えは基本的には全く間違ってはいないとは思うのだが、しかし、大人からの忠告として、もう少し長期的ビジョンを持った上で、そのようにしなよ、とは言いたい。

つまり、はかない人生とはいえ、死ぬまでハッピーでいられるように、そのゲームのルールを前向きにデザインすべきだと思う。

ハッピーなデザインとは、もちろん、お金や所有欲や名声を目指すような欲深いものではない。既に述べたように、お金やモノを増やしたって、それは必ずしもハッピーにつながるものではないからだ。名声や名誉だってそうだ。たとえ歴史に名を残したって、一億年後には、誰も覚えていないばかりか、人類だっていないだろう。

たとえば、ささやかだが社会や家族とハッピーを共有する事が目標になるのだと思う。結局、突き詰めていくと、ありきたりだが、人生とは、安心・安全で健康な生活を確保し、その中で仕事や私生活の中に新しい楽しみを見出しながら、ささやかに生きるということだ。

「足るを知る」に近い気もするが、少しニュアンスが違う。「足るを知る」というと、少なめで我慢するようなニュアンスがあるが、決して我慢ではない。むしろ、「満足」に近い。イリュージョンである欲深さのばかばかしさに気付き、生かされている刹那に「満足」している人生は、幸福だ。

エピローグ

心は、いや、心も体も、すべてのことがイリュージョンであることについて述べてきた。哲学の学者ではなく、実践哲学者ないしは応用哲学者として。つまり、学者は哲学の歴史と課題について考える人であるのに対し、実践（応用）哲学者とは、自分という生命と自分の人生について第一人称的に哲学する者なのだ。平たく言えばふつうの人だ。したがって、ゴールは、クオリアの謎を解明する事ではなく、クオリアを含む世の中のすべてのことがどうなっているのかを、自らの実感として理解することなのだ。後者は釈迦と同じ立場だ。

釈迦は、最終的には、「一切知者」になった。すべてのことを理解したのだ。すべてのことを理解したとは、現代西洋科学的に、すべての現象を物理学的にあるいは数学的に説明し尽くしたということではない。すべての関係がわかった、と実感したということなのだ。

私は、実践哲学者として心身二元論者に対抗する必要性と、科学技術者として物理現象について述べる必要性から、最初は物的一元論に立脚して論を進めた。しかし、釈迦や心的一元論者の立場を吟味したところで、所詮、心も物もあるかないか微妙なのであって、どちらかを消去することによって、どちらかの一元論になるに過ぎないという立場に着地したことにご注意いただきたい。

そして、実践哲学者が最後にいたった境地は、釈迦と同じ「空」だ。心も物も、あるのかないのかと問うべきものではなく、強いて言えば、イリュージョンなのだ。すべてはイリュージョンなのだ。

イリュージョンだ、と聞いてむなしくなる方と、楽しくなる方がおられる。

むなしくなる方は、「ああ、現世はニヒリズムの世界なんだ」「私達は生きる目的も持たないし、死んだら何もかもなくなるし、私達のこの生き生きしたクオリアも全部イリュージョンなんだ」「私たちは、ゾンビやロボットや昆虫と大差ないんだ」と落胆する。このような人々は、たぶん、よってすがる絶対的な何かを信じたい人なのではないかと思う。

楽しくなる方は、「ああ、なんだ、私たちの意識は、無意識の小びとたちが頑張っている結果に過ぎないのだ」と重荷から解放される。悩みの元になる人間関係も、まわりの人の多数意見の圧力も、社会規範も倫理も思想も、みんなイリュージョンなのだから、すべての重荷から開放される。そして、「意識は、たまたま小びとたちの決めた結果を感じているに過ぎないと言ったって、どちらも自分なのだから、いいじゃないか」「それならば不確かな現在を、何にもとらわれずに思いきり生きようよ」とポジティブに考える。ゾンビやロボットや昆虫と同じであるのみならず、風や大地や宇宙と一体なんだ、と嬉しくなる。

明らかに、後者の方が幸福だ。むなしさも楽しさもイリュージョンなのだから、後者の方がだんぜんお勧めだ。もちろん、私も、後者がいい。

読者の皆さまが、生命という、つかの間のイリュージョンを楽しまれん事を。

＊　＊　＊

本書を執筆するに当たり、筆の進みの遅い私を励ましながら根気強く見守るとともに、適切な助言をしてくださいました筑摩書房編集部の羽田雅美さんに感謝します。前著に引き続き、いろいろとどうもありがとうございました。

『錯覚する脳』という絶妙なタイトルを付けてくださった筑摩書房の営業部の方々にも感謝します。錯覚するのは脳ではなく心だ、とか、錯覚ではなく幻想だ、というご批判も聞こえてきそうですが、物的一元論から見ると、物質である脳がイリュージョン（錯覚・幻想）を作り出したのだといえますし、心的一元論から見ると、脳という物質があるということさえもイリュージョンであるといえます。そういう考え一切を含ませつつキャッチフレーズとしてまとめると、『錯覚する脳』という表現になるのだと私は理解しています。

それから、感覚遮断タンクについて熱く語り、色々と教えてくださった海猫沢めろん氏、感覚遮断タンクオーナーである宮部和雄氏、感覚遮断タンク体験に付き合ってくれた私の研究室の元メンバー、昆陽雅司、白土寛和、中本雅崇の三氏に感謝します。

それから、もちろん、読んでくださった皆さん、ありがとうございます。つたない文章でしたが、納得感か、希望か、情熱か、反論か、何かわかりませんが、何かを少しでも感じていただけたなら幸いに思います。何かお感じになったことを、個人的にでも、公にでも、フィードバックしていただければ、とても嬉しいです。どうぞ宜しくお願いいたします。

最後に、私を必要としてくれ、私とともに成長し、私とともに生きてくれる、かけがえのない家族に感謝します。すべてはつかの間のイリュージョンだとはいえ、豊かで鮮やかなイリュージョンをいつもありがとう。

いや、一番最後に感謝すべきは、人類や地球を包み込むこの宇宙というイリュージョン。巨大な、しかし、本当はのっぺらぼうな宇宙の一部として、偶然、この本が生じたというイリュージョンに、（宇宙の一部として自己言及的ですが）感謝します！

参考文献

井筒俊彦『意識と本質――精神的東洋を索めて』岩波文庫・一九九一年

今道友信『西洋哲学史』講談社学術文庫・一九八七年

リタ・カーター、藤井留美訳、養老孟司監修『脳と意識の地形図』原書房・二〇〇三年

ベンジャミン・リベット、下條信輔訳『マインド・タイム　脳と意識の時間』岩波書店・二〇〇五年

中村元訳『ブッダのことば　スッタニパータ』岩波文庫・一九五八年

中村元・田辺祥二『ブッダの人と思想』NHKブックス・一九九八年

ワイルダー・ペンフィールド、塚田裕三・山河宏訳『脳と心の正体』法政大学出版局・一九八七年

前野隆司『脳はなぜ「心」を作ったのか――「私」の謎を解く受動意識仮説』筑摩書房・二〇〇四年

前野隆司『脳の中の「私」はなぜ見つからないのか?――ロボティクス研究者が見た脳と心の思想史』技術評論社・二〇〇七年

前野隆司「意識の起源と進化――意識はエピソード記憶のために生じたのか」『現代思想』三十四巻二号、二二四―二三九頁、二〇〇六年二月

山崎正一・市川浩編『現代哲学事典』講談社現代新書・一九七〇年

ジョン・C・リリー、菅靖彦訳『意識（サイクロン）の中心――内的空間の自叙伝』平河出版社・一九九一年

解説　真っすぐの愚者

武藤　浩史

ちょっと秘密を洩らしちゃいましょうか。私は、前野さんの同僚で慶應義塾大学の教員なんですが、大学の先生って、あまり頭が良くないんじゃないかと思うことがあります。

結構、世間の人もそう思ってるんじゃないでしょうか。「慶應義塾大学で教えています」と自己紹介すると、「ああ、その種の人ね、ごきげんよう」という視線を返されることがあります。根拠がないわけではありません。知は愚と紙一重です。

もちろん、大学教員は、それぞれの研究「分野」の第一線で活躍する人たちです。しかし、この「分野」というのがよくないのかも知れませんね。専門「分野」を突き詰めてゆくと、大切な真理を追究しているのか重箱の隅をつついているのか、分からなくなってきます。そこで、重厚な真実を追究しているつもりで重箱の隅をつついている「物知りボウヤ」が一定の割合で誕生します。知識はたくさんあるのに大切なことは何も知らない教員「ボウヤ」たちです。「お偉いのね」という表情を浮かべて話を聞いてあげれば、結構ご機嫌でいてくれます。

前野さんほど、大学に勤めながら、この種の小賢しさから遠いところにいる人を、私は知りません。オープンで大らかで偉ぶるそぶりがみじんもなくて、一緒にいてとても楽しい人です。彼の著書の一つ『記憶』は、まず「いにしへのひじりの御代の」で始まる『徒然草』の一節を引き、いかに高校の国語古文で求められた暗記が苦手だったかという話から始まります。それから、前野さんは、どんなに自分の記憶力が悪いかを語りはじめます。話がだんだん盛り上がっていって、最後に「液体の呑みこみ方を忘れた」、「息の仕方を忘れた」という段になって、私は腰を抜かしました。

そして、最後には、記憶が悪いほど幸せになれる、という結論が導かれます。しかも、その論には、説得力があるのです！　この人はいったい何者でしょう。自分の短所をあっけらかんと語りながら、最後は、能天気にそれを肯定して、読者も納得させてしまう前野さん。底の見えない井戸のようであり、天井のない大きな青空のようでもあります。

本書『錯覚する脳』でも、前野さんの個人的エピソードや感想の面白さを味わうことができます。前野さんの処女作『脳はなぜ「心」を作ったのか』は、意識とりわけ自己意識が幻想に過ぎないことを科学的かつ出来る限り簡潔に分かりやすく述べた論理的で緊密な構成を持つ傑作で、すでにお読みの方も多いと思います。

しかし、その一方で、前野さんの二作目以後の楽しみ方というものがあるように思います。ベートーヴェンも、緊張感に満ちた『運命』の後には『田園』交響曲が続きました。第二作以降の前野さんには大きな仕事を達成した後のゆとりがあって、リラックスした気分で脱線する話が前野さんのお人柄をうかがわせてとても魅力的です。

茂木健一郎さんをはじめとするクオリア（質感）重視主義者に対して、前野さんが展開する反クオリア主義的唯幻論という本書の論旨ももちろん面白いものの、それと同時に、話が少し脱線する部分も楽しんでいただきたいと思います。味覚を論じながら、「納豆ご飯」が何よりも好きなことを告白し、大好物の食べ方についての試行錯誤を、前野流のほんわかした口調で語られると、小春日和の好日に縁側でひなたぼっこをしている気分になります。漫談風味の名講義を聞いている趣があります。

宗教的さとりの境地が体験できるかも知れないと、真っ暗やみの中で硫酸マグネシウム（にがり）を入れた水に体を浮かべて五感を遮断する「アイソレーション・タンク」に入ってみた際の体験記も、いかにも前野さんらしく、好感が持てます。意気込んで、五回も「タンク」体験をしてみたものの、一回しか体験しなかった前野さんの学生たちよりも、成果がかんばしくない点があって、「悔しい事に、彼らの方が私よりもいろいろと興味深い体験をしたようだ」とこぼします。

「自分という意識（自己意識）が全く無いかのような状態だった」と記す学生C君の感想に、思わず、「なんともうらやましい」と叫んでみたり、サッカーや野球の試合に負けて、悔しがっている「男の子」みたいです。しかし、自分に分からないこと、自分ができなかったことについては、このようにあっさりと、あっけらかんと認めて、それに対する自分の心の動きや判断の迷いも含めて、実に正直に率直に記してゆくという姿勢は、研究論文の書き方ではないけれども、思索する人間の感情の動きも含めた人生体験の記述としては、最も誠実なものではないでしょうか。

また、同時に、転んでもただでは起きない研究者魂も、そういう箇所でこそ、発揮されているように思います。C君の場合も、彼は「単に寝ていただけなのではないか」と話を落としてから、「夢と現実」の関係の考察に移り、「夢だったと気付く理由は、実は、自分の置かれた状況が急に布団の中に変るからではないのだろうか。環境状態が変るから夢だったと気付くだけで、もしも、目覚めたときに、夢と極めて連続性の高い環境が用意されていたら、実は夢だとわからないのではないだろうか」という実に興味深いコメントを最後に残します。自分の失敗や感情を正直に見せながら、随所に深い洞察を示す「思想の冒険家」としての前野さんの面目躍如です。（私は、二〇世紀最大の英作家であるD・H・ロレンスを想起します。）

そして、そのような、ドジで負けず嫌いで真正直な前野さんが、本書の別の箇所で「今の私には、釈迦が言っていたことが実によく分かる」と記述する時、そこに「物知りボウヤ」大学教授的な小賢しさや嫌味は、全く感じられません。個性的で愛すべき前野節と前野的思考を通して、彼はそこに達したのです。読者は「そうか、前野さんはそう思ってるのか。なるほど、そうだろうなあ」と感じ入るでしょう。これが思索者そして文章家としての前野さんの魅力ではないでしょうか。

前野さんの友人でもある茂木健一郎さんとの比較もちょっとしてみましょうか。茂木さんは、小津安二郎やカラヤンのような大物が好きで、文化に関する一流趣味がありま す。一流芸術を楽しそうに科学的に分析するのが茂木さんの強みと言えるでしょう。

前野さんも若いころは絵を描いていて美術が大好きですが、それでも、この人の特徴は、文化主義や文化趣味に冒されていないことです。普段の前野さんは、知ったかぶりを決してせずに、むしろ「知らない」、「よく分からない」と言うことを好みます。私のような文学研究者は、かえって、そこにソクラテス的ないさぎよさを感じます。

彼を見ると、雲ひとつない晴れわたる空を見上げる気持です。彼と一緒にいると、はるか地平線の彼方まで広がる無の大地に立っている心地がします。彼の立つ場所は、西田幾太郎の「無の場所」のような気もします。ジョン・レノンの言う Nowhere Man のような気もします。

二つともすっかり正確なたとえではないのですが、含みの違いはともあれ、この人が、西田さんやレノンさん同様、叡知に向かって進んでいることは間違いありません。大愚という名を持つ良寛さんや愚禿を自称する親鸞さんと同じ意味において、前野さんは真っすぐの愚者です。真っすぐの道なき道を進んでいます。

しかし、具体的には、これから、前野さんは、どこに、行くのでしょうか。今、キャンパスでは、大学の土地を借りて学生たちと「奇跡のリンゴ」で知られる木村秋則さんの影響を受けた無農薬農業をやっています。また、私が、一緒に遊んでもらっているのは、コンテンポラリーダンスの「ゴッドマザー」黒沢美香さん主宰の大学教員ダンスグループ「ミカヅキ会議」です。間違いなく、前野さんは、潜在的な天才ダンサーです（いつ顕在化するかは、よく分かりません）。今後は、このような体験を通して、前野さんなりの質感《クオリア》論が展開されるのでしょうか。本書の中で、前野さんが「アイソレーション・タンク」体験後に、身体感覚のすばらしさを実感する場面は、もしかしたら、ある種の予兆なのかも知れません。

いずれにせよ、前野さんは、朗らかに無と空を語りながら、そして語るだけでなくそれを体現しながら、多くの事を為して、時期が来たら虚空の彼方に溶け去ってゆかれるでしょう。とにかく、私は、その時が来るまでは、前野隆司という名のついた摩訶不思議な幻とせいいっぱい戯れたいと思っていますが、皆さんにも、本書を通して同じ喜びを味わっていただきたいと思います。モーツァルトの音符と同じぐらいに、前野隆司的幻は魅力的です。ぜひご一読を。

（むとう・ひろし　慶應義塾大学法学部教授）

本書は二〇〇七年五月、筑摩書房より刊行された。

ねにもつタイプ　岸本佐知子
何となく気になることにこだわる、ねにもつ。思索、奇想、妄想はばたく脳内ワールドをリズミカルな名短文でつづる。第23回講談社エッセイ賞受賞。

TOKYO STYLE　都築響一
小さい部屋が、わが宇宙。ごちゃごちゃと、しかし快適に暮らす、僕らの本当のトウキョウ・スタイルはこんなものだ！　話題の写真集文庫化！

自分の仕事をつくる　西村佳哲
仕事をすることは会社に勤めること、ではない。仕事を「自分の仕事」にできた人たちに学ぶ、働き方のデザインの仕方とは。（稲本喜則）

世界がわかる宗教社会学入門　橋爪大三郎
宗教なんてうさんくさい!?　でも宗教は文化や価値観の骨格であり、それゆえ紛争のタネにもなる。世界宗教のエッセンスがわかる充実の入門書。

ハーメルンの笛吹き男　阿部謹也
「笛吹き男」伝説の裏に隠された謎はなにか？　十三世紀ヨーロッパの小さな村で起きた事件を手がかりに中世における「差別」を解明。（石牟礼道子）

増補　日本語が亡びるとき　水村美苗
明治以来豊かな近代文学を生み出してきた日本語が、いま、大きな岐路に立っている。我々にとって言語とは何なのか。第８回小林秀雄賞受賞作に大幅増補。

子は親を救うために「心の病」になる　高橋和巳
子は親が好きだからこそ「心の病」になり、親を救おうとしている。精神科医である著者が説く、親子という「生きづらさ」の原点とその解決法。

クマにあったらどうするか　姉崎等　片山龍峯
「クマは師匠」と語り遺した狩人が、アイヌ民族の知恵と自身の経験から導き出した超実践クマ対処法。クマと人間の共存する形が見えてくる。（遠藤ケイ）

脳はなぜ「心」を作ったのか　前野隆司
「意識」とは何か。どこまでが「私」なのか。死んだら「心」はどうなるのか。――「意識」と「心」の謎に挑んだ話題の本の文庫化。（夢枕獏）

しかもフタが無い　ヨシタケシンスケ
「絵本の種」となるアイデアスケッチがそのまま本に。くすっと笑えて、なぜかほっとするイラスト集です。ヨシタケさんの「頭の中」に読者をご招待！

ちくま文庫

錯覚《さっかく》する脳《のう》
――「おいしい」も「痛《いた》い」も幻想《げんそう》だった

二〇一一年九月十日　第一刷発行
二〇二四年七月二十日　第四刷発行

著者　前野隆司（まえの・たかし）
発行者　増田健史
発行所　株式会社　筑摩書房
東京都台東区蔵前二―五―三　〒一一一―八七五五
電話番号　〇三―五六八七―二六〇一（代表）
装幀者　安野光雅
印刷所　信毎書籍印刷株式会社
製本所　株式会社積信堂

ISBN978-4-480-42857-8 C0111